经典科学系列

可怕的科学
HORRIBLE SCIENCE

肚子里的恶心事儿
DISGUSTING DIGESTION

[英] 尼克·阿诺德／原著　[英] 托尼·德·索雷斯／绘　沈可宜／译

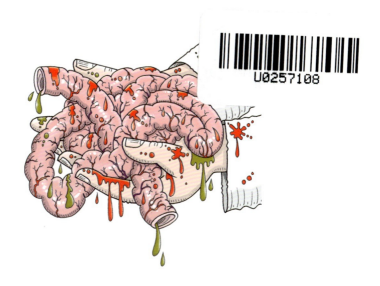

北京出版集团

北京少年儿童出版社

著作权合同登记号

图字:01-2009-4330

Text copyright © Nick Arnold

Illustrations copyright © Tony De Saulles

©2010 中文版专有权属北京出版集团，未经书面许可，不得翻印或以任何形式和方法使用本书中的任何内容或图片。

图书在版编目(CIP)数据

肚子里的恶心事儿 /（英）阿诺德（Arnold，N.）原著；（英）索雷斯（Saulles，Tony. D.）绘；沈可宜译 . —2 版 . —北京：北京少年儿童出版社，2010.1（2024.10 重印）（可怕的科学·经典科学系列）

ISBN 978-7-5301-2358-4

Ⅰ.①肚…　Ⅱ.①阿…　②索…　③沈…　Ⅲ.①消化系统—少年读物　Ⅳ.①R322.4-49

中国版本图书馆 CIP 数据核字（2009）第 183427 号

可怕的科学·经典科学系列

肚子里的恶心事儿

DUZI LI DE EXIN SHIER

［英］尼克·阿诺德　原著

［英］托尼·德·索雷斯　绘

沈可宜　译

*

北 京 出 版 集 团

北京少年儿童出版社　出版

（北京北三环中路6号）

邮政编码：100120

网　　址：www . bph . com . cn

北 京 少 年 儿 童 出 版 社 发 行

新 华 书 店 经 销

三河市天润建兴印务有限公司印刷

*

787 毫米×1092 毫米　16 开本　10 印张　50 千字

2010 年 1 月第 2 版　2024 年 10 月第 67 次印刷

ISBN 978 - 7 - 5301 - 2358 - 4/N·146

定价：22.00 元

如有印装质量问题，由本社负责调换

质量监督电话：010 - 58572171

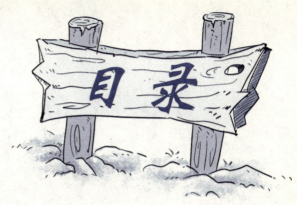

目 录

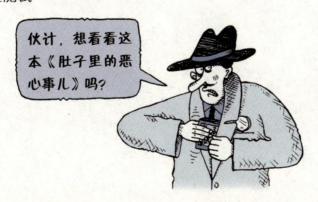

伙计，想看看这本《肚子里的恶心事儿》吗？

"咕噜!" 消化真恶心 "咕噜!"

这里有一个令人恶心的科学故事……

枯燥乏味的科学课还要过10分钟才下课。挂钟的指针像打盹儿的蜗牛一样慢慢地、一圈又一圈地爬着。为了能保持清醒,你得拼命挣扎着。唉,真无聊啊!

这时你试着想事,无论什么事,只要能让你不落入睡眠的深渊。想什么呢?就想想午饭吧。嗯,这主意倒不错!不过也只能想想学校食堂的午饭了。吃早饭好像已经是在一个世纪以前了,你已饿得发慌。这时你是不是一个劲儿地想干掉一个香甜可口、上面铺着一层奶油和火腿的大蛋糕呢?

可是,恰巧这时,老师提出一个难以回答的问题。

教室里死一般的寂静。

没有一个人回答。偏偏在这时候，你的肚子里响起了一阵热烈而又洪亮的咕噜咕噜声，打破了沉寂。那声音听起来就像打雷一样，教室四周的墙壁发出回声，余音不断。大家都扭过头来盯着你。这时，你会怎么办？

a）红着脸小声说："对不起。"

b）假装无辜，责备一向是好好先生的同桌。

c）跳起来，一边跑过去关上教室所有的窗户，一边说："一定是暴雨要来了，没听见打雷了吗？"

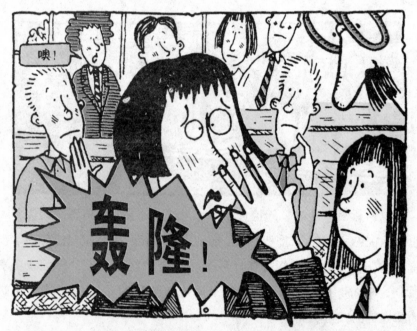

当然，科学家知道答案。实际上有些科学家终生都致力于对消化问题的研究。消化是指食物被摄入身体，帮助你维持生命和生长发育的过程。这听起来有点儿像昨晚用过的脏盘子一样，让人心里不舒服。

其实也用不着这样大惊小怪。

消化令人恶心，甚至是极端的恶心！但这种恶心的消化过程却时时刻刻在你身体里进行着。

本书中有一些科学秘闻和一些令人恶心的发现，它们会让你忍不

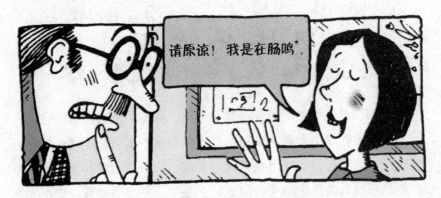

住捧腹大笑。看过之后，你就能够这样回答老师提出的那个问题了。

请原谅！我是在肠鸣*。

★肠鸣是个高雅的医学名词，指肚子咕噜作响的状态。这是由于肠道传导失常，使肠管里面的气体和液体流动引起的，如果周围的部分也随着颤动起来，声音就更响了。

毕竟，科学定律虽然有许多，却没有一条是无事生非惹人生厌的。现在只有一个问题：你是否从肚子中获得过一些真正让人恶心的发现呢？

你最好接着往下读，找出答案……

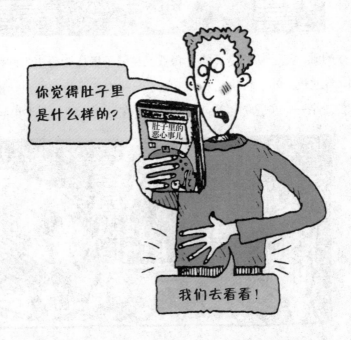

你觉得肚子里是什么样的？

我们去看看！

恐怖的发现

　　年轻的医科大学生突然变得脸色惨白，眼球鼓出来，嘴巴张得大大的，好像正在发出无声的尖叫。他想喊却发不出声，连呼吸好像都要停止了；他想逃跑，逃到任何地方去都行，但他的脚却怎么也拔不动；他想赶快从噩梦中醒来，但这并不是梦，也并非恐怖电影中的一个场景，而是真实地发生在他的眼前！

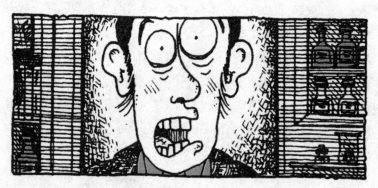

　　的确，这一切都是真的！麻雀正在屋子里扑棱着翅膀打转儿，不停地啄着地板上的一块块死尸；饿红了眼的大老鼠躲在屋角，正啃啮着一堆堆白骨——这是发生在1821年的事，在一所医院的一个房间里。

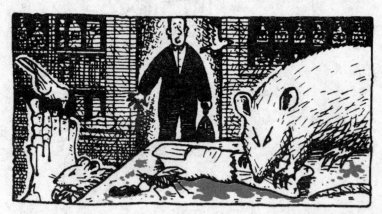

你别害怕！如今医院里再也不会发生这样的事了。不过当18岁的医科大学生海克特·伯利尔兹（1807—1869）走进巴黎的一间解剖室时，看到的就是这样一幅情景（解剖室是对尸体进行切割与研究的地方）。这个例子告诉我们，早先的医生和科学家是在极端恶劣的条件下研究和探索消化的奥秘的。

恶心的消化纪事

古埃及人在5000年前就开始解剖人体了。事实上，每当他们制作木乃伊时，就要用手触摸人的内脏。他们通常要把肠子等重要器官拿出来放进坛子里，因为这些器官特别容易腐烂，会损坏木乃伊。他们把死人身上所有的零碎东西都保存在坛子里，为的是供木乃伊来世使用。

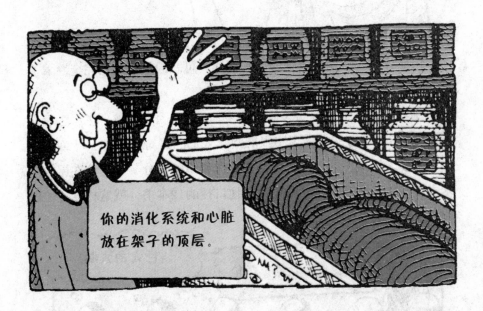

你的消化系统和心脏放在架子的顶层。

埃及人对肠子的结构和作用毫无兴趣。第一个真正对肠子产生兴趣的人是一位脾气暴躁的罗马医生。

可怕的科学名人堂

克劳狄斯·盖伦（129—201）国籍：罗马

盖伦说：

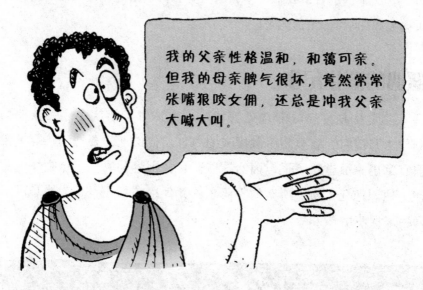

> 我的父亲性格温和，和蔼可亲。但我的母亲脾气很坏，竟然常常张嘴狠咬女佣，还总是冲我父亲大喊大叫。

但愿你的妈妈别像盖伦的妈妈那样。可悲的是，盖伦完全继承了母亲的性格，却几乎没有遗传父亲的。

年轻的盖伦绝顶聪明。他在13岁前已经写了3本书，在那之后又写了500本书。有些书的名字很能激起人们的好奇心，如：《创世者的骨头》《论黑色的胆汁》《谈人身体有用的部分》。盖伦在屋内走来走去，让12名抄写员同时记录下他口授的12本书，就这样度过忙碌的每一天。

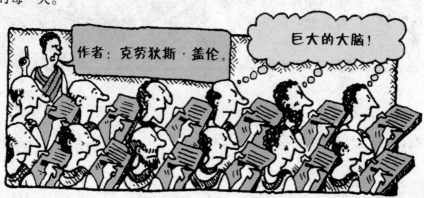

盖伦认为他是所有医学问题的最后解决者。他曾说：

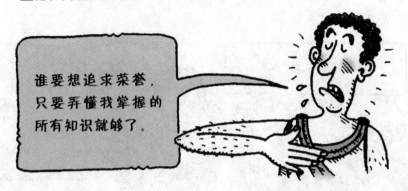

谁要想追求荣誉，只要弄懂我掌握的所有知识就够了。

他可真谦虚呀！是吧？可盖伦不可能总是正确的，事实上他经常出错。比如：他认为血液是在肠子里产生的，然后再流到肝脏，在肝里变成蓝色的。

错了！血是在骨髓和脾脏里产生的。这个例子足以告诉你：不能完全相信书上写的！盖伦还说人只有16颗牙，这又错了。令人难以置信的是，他竟然从来没数过！

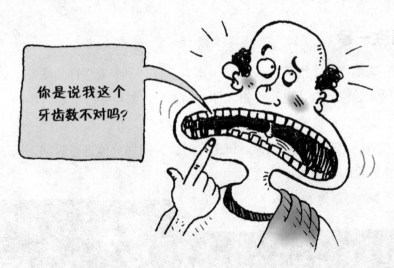

你是说我这个牙齿数不对吗？

盖伦之所以犯这些愚蠢的错误，原因在于他的理论都是通过解剖动物死尸而不是解剖人体得出的。但是没有一个医生肯出来跟他辩论，因为大家都对他臭名昭著的坏脾气感到恐惧（盖伦曾经公然在和平宫里高声辱骂一位反对者）。

　　而更让人们害怕的是，盖伦会请他的好朋友罗马皇帝用极其残忍的方式杀掉他的反对者。

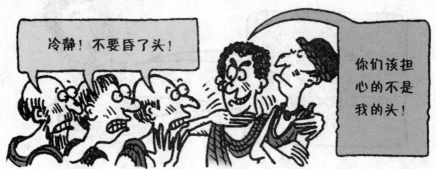

　　在这以后的1500年间，医生们都相信盖伦的理论。他们本可以亲自解剖人体来加以验证的，但几乎没人肯这样做。因为在通常情况下，政府禁止解剖尸体，而在政府允许的地方，医生们又觉得自己挺高贵，不屑于做那些血污四溅、肮脏杂乱的事，而把这些切切割割的活儿交给了地位比较低的助手。后来，有一位医生出现了，他就是安德鲁斯·维萨利。

略胜一筹

　　安德鲁斯·维萨利（1514—1564）有一个令人恐怖的嗜好：偷死人尸体！他一点儿也不挑剔，什么样的尸体都要——老的、少的、男的、女的，都没关系，只要不严重腐烂就行。

　　他在卢韦恩的贝尔吉恩镇工作时，为搞到尸体进行解剖，采取了极为冒险的方法。

　　▶ 到墓地去挖死尸。

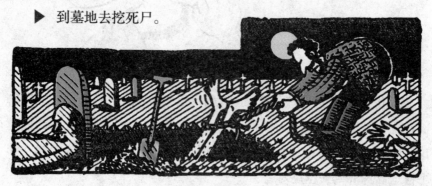

▶ 偷走当街示众的罪犯尸体。

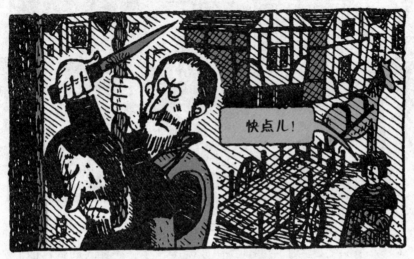

▶ 出席死刑执行仪式，然后悄悄把尸体运走。

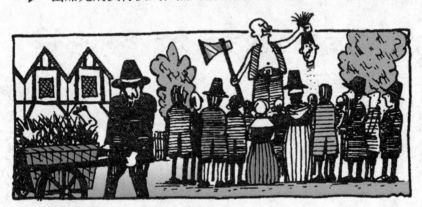

之后，他就把死尸偷偷藏在自己家里，等到夜深人静时，再借助摇曳的烛光，研究那些恐怖的尸体的内部结构。

安德鲁斯·维萨利可不是疯子，他是科学家。他下定决心，不管多么危险，也要揭开人体的奥秘。为了得到正确的结果，他不得已采取了种种骇人听闻的方法。不要忘记，那时候是禁止解剖尸体的。

1536年，当维萨利到意大利的帕多瓦任解剖学教授后，情况就好多了。那里的当权者对解剖尸体持同情态度，为了保证尸体新鲜完整，利于学生上解剖课时使用，甚至允许教授们决定罪犯的死刑执行日期。

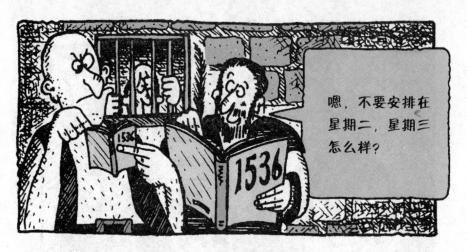

嗯，不要安排在星期二，星期三怎么样？

从此，医生们再也不用偷尸体来练习解剖了。你听到后一定会非常高兴。事实上，为了帮助训练医学院的学生，一些人同意在他们死后解剖他们的尸体。

你肯定不知道！

下面是维萨利最喜欢的一种游戏：

1. 让别人蒙上你的眼睛。

2. 请你的朋友选一块人的骨头递给你。

3. 你用手摸它，通过感觉它的形状来辨别它是人体中的哪块骨头。

4. 如果都说对了，你就赢了。

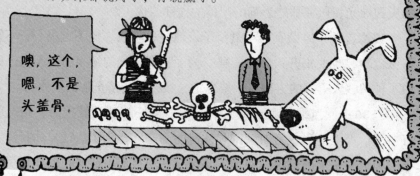

噢，这个，嗯，不是头盖骨。

令人不快的资料

维萨利对于人体内部结构的发现比以前的任何人都多。他第一个精确地描述了人的肠子的结构。1543年，他把自己的发现著书出版，书名叫《人体的结构》。书中有许多有趣的插图。在书中，骨骼和人体的各个部分都配上美丽的风景，这样可以使书中令人恶心的人体结构资料变得好看些。这本书成了畅销书。

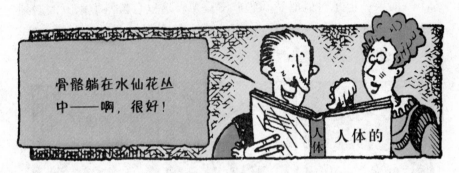

可是维萨利的结局很悲惨。有一种传闻说，当他正在解剖一个贵族时，那"尸体"竟然抽搐着活过来了！他决定出去躲一躲，于是参加了出海远航。不幸的是，他乘坐的船在海上失事了，他最后饿死在一座孤岛上。更不幸的是，竟没有任何人和他做伴！

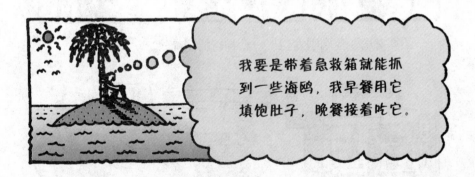

现在你有机会进入十分恐怖的人体内部，去探索那些可怕的秘密。脆弱的读者可能会觉得下一章不大合他们的口味，甚至会令他们有点儿难受。

消化之旅

　　你想不想近距离地考察一下肠子里的详细情形？这个工作实在令人不寒而栗，但是对搞清楚问题非常重要。这里有位科学家真的遇到了麻烦。当他心不在焉地吸吮钢笔时，竟把笔帽一下子吞到肚子里去了！它一定粘在他肠子里的什么地方了。

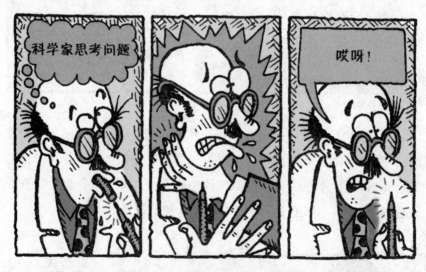

　　还算幸运，他刚刚发明了一台神奇的压缩机。

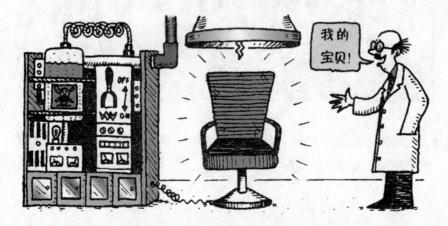

现在，科学家需要一个志愿者，将其压缩到2—5厘米高，而后冒险钻到他的肠子里，帮助科学家找回那个丢失的笔帽。谁来试试？不幸得很，科学家问到的每个医生都表示爱莫能助。于是他雇了一个性格坚强的侦探，名叫M.I.古茨科，请他去完成这项并不令人愉快的工作。

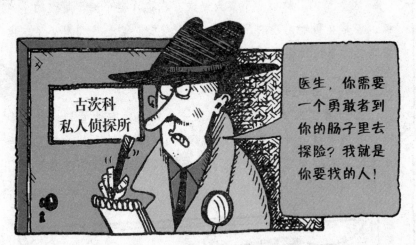

首先，古茨科必须先换上特殊的防护服，这样他在执行这项危险的任务时才不会被消化掉。

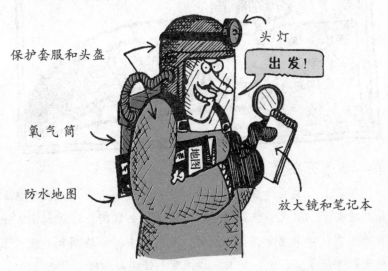

下面是古茨科的报告，继续往下读吧，你一定会兴趣盎然地看下去，那真是引人入胜。

消化的详细过程

　　看起来这不过是小事一桩，我说："没问题。"这和跟踪监视一样很快就能解决。于是我就接下了这个任务。

　　这是我犯下的第一个重大错误。我也许是个微不足道的小侦探，但是在压缩射线的照射下，我开始觉得自己变得更小了。但更糟糕的事情还在后面。我将被科学家吞到肚子里去。

第一站：坚硬的牙齿

　　牙齿看起来硬邦邦的。它们分为几类，有的管切，有的管咬，有的管啃，有的管嚼。在我眼里它们都巨大无比。当它们合起来时，我感觉它们硬极了。你知道吗？需要用钻石才能把它们切开。

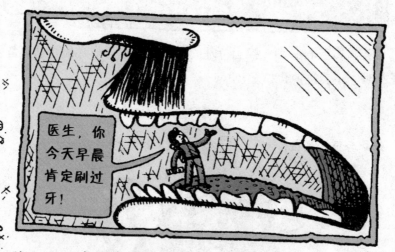

医生，你今天早晨肯定刷过牙！

第二站：有鉴赏力的舌头

　　突然，我觉得地板在往上升。这也没什么奇怪的，因为我正站在舌头上。这是一块颤动的、充满活力的肌肉，运动起来十分灵巧。在科学家朋友说话的同时，他的舌头把一块胡萝卜投入了巨大的唾液池。马上，又有一块胡萝卜箭一般地冲到牙齿上。

　　想不到那块肌肉竟是这么能干，实在令人肃然起敬！不过，要不是我动作快，恐怕下一个被唾液淹没的就轮到我了。我四处乱撞，拼命想找到出口。

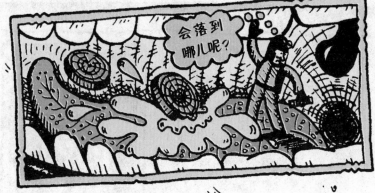

第三站：唾液腺

　　可是已经太迟了。我突然觉得身上又热又湿，低头一看，原来我已经陷进没膝深的唾液中了。这可真有些麻烦，但解决麻烦事正是我的工作。我知道共有6个暗藏的腺体能喷出这种液体。我必须游泳寻找出口。我潜入了咽喉，因为那里好像是最安全的地方。但是，我错了。

科学家的记录上写道：

　　我尽力避免咬着古茨科侦探。他很幸运，自动掉进了我的唾液中，这有助于我把他咽下去。唾液似乎是讨厌的东西，但它里面富含一种叫做酶的蛋白质，酶在消化中起很重要的作用。

　　1. 酶与食物中的其他化学物质融合。

　　2. 酶能把食物分子分解，直到它们小得可以通过我的肠壁被吸收（这种事在我的小小的肠子中经常发生）。

这时，灾难来临了，古芰科粘在我的喉咙上，或者说是食道里。现在必须使用技术手段了。他会怎么样呢？

第四站：食道

我凑巧卡在他的喉咙上！这个科学家朋友开始一个劲儿地咳嗽和清嗓子。当他吞咽时我的身体就摇晃起来。接着有很多液体像洪水一样向我袭来，我开始移动了！我发现自己被冲到的那些地方很狭窄，而且我下一个要去的地方肯定会更加狭窄。科学家朋友的喉咙从四面使劲儿一挤，就逼着我摔下去了。这时，我碰到一些嚼得半碎的食物，这些食物被挤压成一个个小球。我明白我也会被压扁的。我很想逃出去，但一切都来不及了！

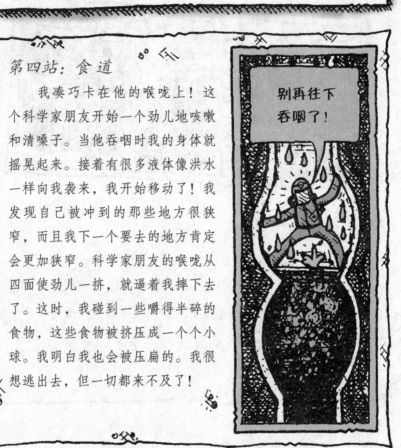

别再往下吞咽了！

科学家又加上一段话：

我的食道壁在古芰科身后使劲儿一挤压，就把他推了下去，这叫"蠕动"。这是个希腊名词，表示"推来推去"的意思。他没有被推进我的气管里还算幸运的，不然的话会把我呛住，让我大咳不止，直到把他咳回嘴里为止。

第五站: 胃

　　我一下子闯进了胃里，跳水的动作不够潇洒，水花四溅。其实我只是趴到水面上。我在一个到处是软乎乎碎块的湖里游泳。它的样子和气味都令人作呕。真恶心！我觉得要吐了。随着胃壁一松一紧的挤压，我跟着那些碎块一起被搅动着，就像洗衣机里的一只袜子。我估计这种液体是酸性的，因为我看到它在分解食物，也在侵蚀着我的防护服。

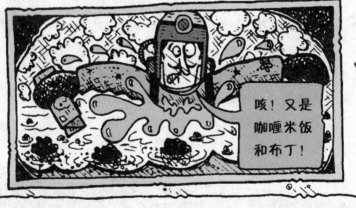

科学家写道:

　　我的胃黏膜每天能产生约2升的酸性液体，用来分解我吃下的食物，同时有酶参与这项工作。

第六站: 小肠

　　几小时以后，我设法从胃下面的出口挤了出来。我发现自己又掉进了一个像地铁隧道一样的长管道里，我拧亮头灯查看我的防水地图。我的路线很清楚，我应该向下走到十二指肠、空肠或者回肠，随便它们叫什么吧。

地图上标着"小肠"，可它实际却很长，似乎没有尽头。我必须不停地移动才行。科学家的肠壁在我身后缓缓合拢，我不能无所事事地只等着再次被挤扁，所以我往前走去。我的脚踩在橡皮一样柔软的地上，就在那时，我瞧见墙的褶皱中卡着一块很大的蓝色东西。啊，我成功了！这就是那个失踪的钢笔帽！我小心翼翼地把它拔出来，夹在胳膊底下。现在我所要做的事就是赶快走出去，而且别在半路被消化掉。

第七站：消化液

忽然，我身上溅满了消化液，我就像是一辆进了洗车房的汽车，差别只在于我一点儿也没变干净。从肝脏来的像褐色污泥一样的胆汁和从胰腺来的灰白色的液体都喷到了我的身上。我顾不上停下来欣赏这里的风景，便匆匆逃到了大肠。

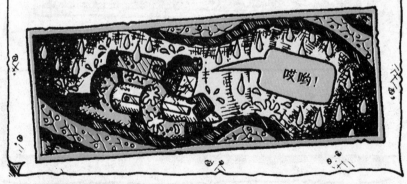

科学家写道：

又轮到我说了。我想解释一下：我的胆汁把油腻的、富含脂肪的食物残余物打碎了。胆汁来自我的胆囊，胆囊是肝下面的一个小袋子。我的胰腺大约有18厘米长，吊在胃的下面。此外还有酶，它产生重要的化学物质，控制血液中糖的含量。

第八站：阑尾

在大肠里，我看见一件稀奇古怪的东西。有一个大约5厘米长的小管子，通向一个死胡同。最后我认出来了，这就是阑尾。我猜想，它没什么用，只是那么挂着。

科学家写道：

古茨科这一次可说对了！我的阑尾一辈子什么都没干，我甚至不明白它为什么要待在那儿。但是我的大肠却有理由一定要待在那儿，它能吸收食物中剩余的水和矿物质。

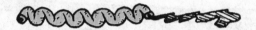

第九站：直 肠

我累得要死，所以就坐下来休息了一会儿。这是一个极大的错误。我陷进了一种褐色松软的东西里，它的味道很难闻。这时我已经到达直肠，它是大肠的最后一段。我发现通向外面的路只有一条。我已经能看见便池，下到那里还有相当长的一段距离，可实在没有别的路可逃。我只得先把钢笔帽推下去，它在下面很远的地方溅起水花。我想，下一个跳进便池的就是我了。

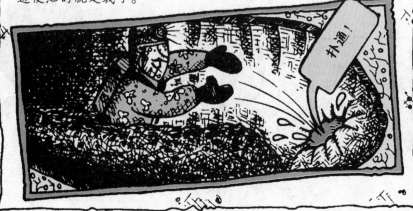

科学家写道：

> 　　大肠是存放食物中的废物的地方。废物中的水分大部分能被肠壁吸收。噢，对不起，我去去就来，我得赶紧上厕所！

第十站：溅水落下

　　现在我可是性命难保啊！我从来不喜欢跳伞。当我终于从便池的水中爬出后，就什么也不想干了。科学家想让我再检查一下他的肝，但我已经干得太多了。我需要休假。完成了这项工作后，和罪犯搏斗之类的事情就显得非常容易了。

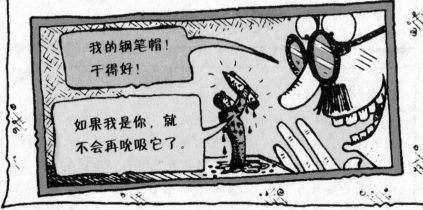

好奇怪的说法

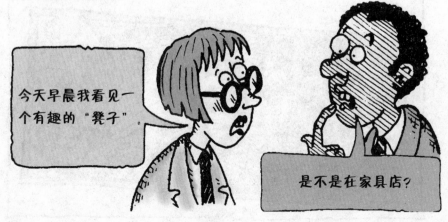

答案

但愿不是。"凳子"stool是个医学名词，用来表示"大便"的意思。因为医生们觉得整天说"大便"挺傻的，所以就说成"凳子"。因此当你见到医生时千万别要凳子坐。顺便说一句，大便的另一个医学名词叫排泄物。

你肯定不知道！

1. 你的肚子里有虫子，真的！有蛔虫、蛲虫和吸虫，它们都能在肠子里生活。它们把半消化的食物当作美味佳肴来享受，但是它们通常会污染食物，而且它们一旦进去，就会产卵，那些卵还会随粪便排出体外，去传染别人。但是你别慌！现在能用药杀死这些肮脏的小吸食者。

2. 肠子中含有微生物，或者叫细菌。有将近400种细菌在气味不佳的结肠中快乐地游来游去。在你的体内它们总共有1.5千克。但它们大多是无害的，有些甚至是有益的，可以制造出保持人体健康所需的维生素K和维生素B。微生物学就是研究微小生命的。这意味着你需要一架显微镜来观察它们，因为它们非常非常小，在摁钉儿的尖上就能找到几百个细菌。

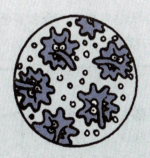

另外几个器官

当古茨科匆匆忙忙离开时，遗漏了消化系统的几个重要器官。现在仔细地看看它们吧。

拯救生命的肝脏

经过消化的微小食物分子随着血液流经肝脏，制造出你身体需要的重要物质。肝脏同时还从事几百种其他的重要工作，比如制造胆汁等。

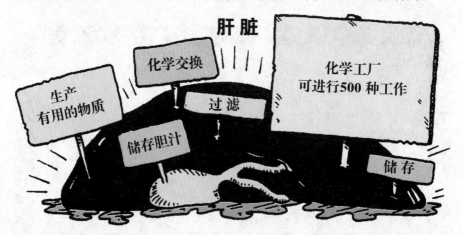

肝脏

化学交换

生产
有用的物质

过滤

储存胆汁

化学工厂
可进行500种工作

储存

迷走神经

迷走神经像一根弯弯曲曲的电话线，绕着肠子"迷迷糊糊"地传递着从大脑发出的指令和需要传回大脑的信息。这些信息包括指挥肠壁进行挤压，并推动已挤成小球的食物到下一个目的地。

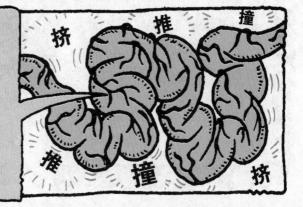

"肠子，用力挤。"大脑说，"过一会儿胃就把下一顿饭送下来，我们得赶快给它腾出地方。"

挤　推　撞

推　撞　挤

关键的肾

肾是人体的过滤器。当血液流经肾脏时，肾脏会把血液中所有多余的水和其他残余物清除掉，并送到膀胱储存起来。

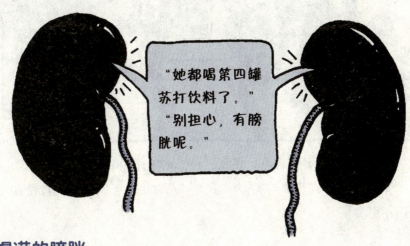

"她都喝第四罐苏打饮料了。"
"别担心，有膀胱呢。"

爆满的膀胱

这是一个令人难以置信的有褶皱的口袋。经过一次彻底的清理之后，它看起来像一只梅干。可当它被再次装满时，就会变大，看起来像个气球。这种变化进行的速度依照那个人喝了多少水而定。大多数人一天需要小便4—6次。

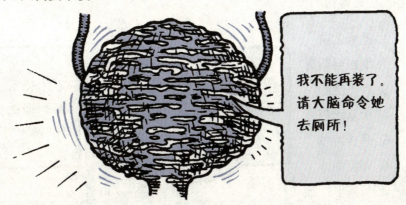

我不能再装了。请大脑命令她去厕所！

怎么能知道人的膀胱什么时候是满的？其实很简单。他们先是扭动身体、坐立不安，然后连跑带跳地四处寻找最近的厕所。如果你是个缺乏同情心的人，你可能会——

23

a）和他们一起"跳舞"。

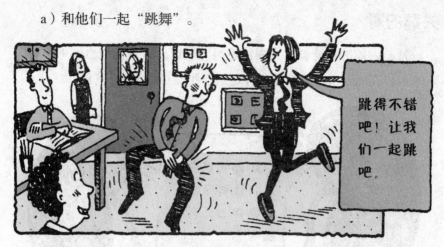

跳得不错吧！让我们一起跳吧。

b）告诉他们不要着急，膀胱能轻松地储存400毫升尿。

事实上，膀胱非常结实，一个成年人的膀胱可以胀大到直径10厘米而不爆裂。

对古怪小器官的测验

现在你已经搞清楚了主要的消化器官，你刚好还有些时间来了解一下那些不出名的隐秘的小地方。医生们在构思那些稀奇古怪的名称时可能会哈哈大笑。你能猜一猜下面哪些部位是你身体里确实有的，哪些部位是虚构的？

1. 迪维尔窗
2. 朗格罕斯岛
3. 利贝昆腺
4. 沃尔沃疱
5. 弗林特弓
6. 弗蓝锥体
7. 马穆里纤维
8. 韦海恩氏星

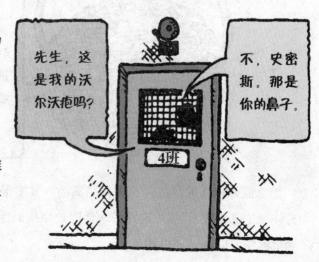

先生，这是我的沃尔沃疱吗？

不，史密斯。那是你的鼻子。

4班

答案

1. 真的。这是肌肉中的一些活生生的空腔，作用是保持肠子在安全的位置上，是以它的发现者、美国科学家约翰·布莱尔·迪维尔的名字命名的。

2. 真的。这是在胰腺上的一个区域，能产生一种叫作胰岛素的激素。胰岛素控制身体把食物转变成能量的速度。它们是由目光锐利的德国医生保罗·朗格罕斯在1869年发现，并以他的名字来命名的。

3. 真的。它们并不是那种埋死人的地穴。它们位于小肠，能制造消化液。它们对消化食物至关重要，如果没有它们，你就无法生存。

4. 假的。沃尔沃是瑞典的一种汽车。

5. 真的。这些是在肾脏上的弓形血管，与那些好玩的游乐厅没有任何关系。它们是用其发现者美国科学家奥斯汀·弗林特的名字命名的。

6. 真的。位于肾的弗林特弓上面的一个区域，法国外科学教授安托因·弗蓝于1764年写到过这些锥形小区域，所以就以他的名字来命名。它们与埃及的金字塔没有任何关系，你绝不会在那里找到隐藏的木乃伊。

7. 真的。这些是牙齿中有纤维的小区域。它们与木乃伊或金字塔毫无关系。

8. 真的。这是肾脏上的星状静脉丛，菲利浦·韦海恩曾在1699年描述过它们，因此以他的名字命名。韦海恩本来想当一名牧师，但是他出了一次事故，医生不得不截断他的腿。这次可怕的折磨给他的打击很大，于是他放弃了牧师职业。他决定研究医学，成为一名教授。

　　恭喜你，读完了这一章！感觉很饿吗？你对学校食堂里的饭菜想不想冒险试一试？你最好还是趁没有读下一章之前多吃些，因为在下一章你就会看到食物是多么令人作呕。最好来点儿蛋糕或者饼干！

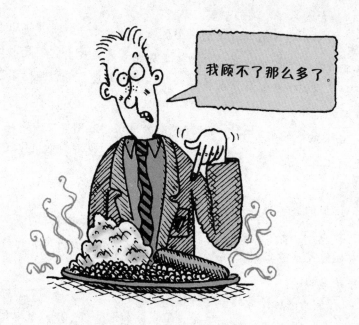

我顾不了那么多了。

腐臭食物揭秘

这一章谈谈食物，关系到我们吃什么和吃多少。但你别期望会有令人垂涎的盛宴。别忘了，这是"可怕的科学"，所以你看到的将是真正恶臭难闻的食物。要不要准备一个方便纸袋？也许你用得着它！

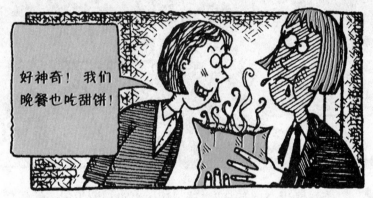

好神奇！我们晚餐也吃甜饼！

大肚子食客

在你的一生中，要吃下大约30吨的食物，这相当于6只大象或20头犀牛的重量。在一年当中平均每个馋嘴的成年人能吞下78千克土豆，26千克糖，500个苹果，150条面包和200个鸡蛋，并且还有地方装甜点。

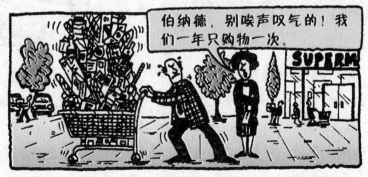

伯纳德，别唉声叹气的！我们一年只购物一次。

SUPERM

如果你只吃令人生厌的面包片和黄油，你一生中要吃下25万片面包。实际上，有的人吃的要比这多得多。在美国加利福尼亚州的奥克兰有一个嗜食者叫爱德华·保泽·米勒，能吃比一般人多11倍的食物。在1963年的一次宴会上，他狼吞虎咽地吃下28只鸡，成为午餐时的传奇故事。你可能觉得那已经很多了，但与某些动物比起来，只能算是些小零嘴。

▶ 一头大象每天能吞下半吨树叶和树皮。

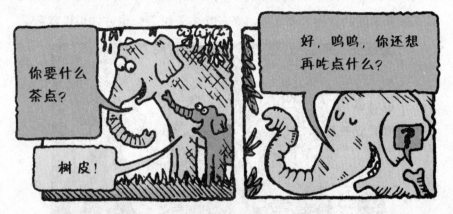

▶ 一头蓝鲸每天都要吞下4吨叫作浮游生物的小小海洋动物，比一个人一年吃的还要多。我提醒你一句，鲸的体重是人的2000倍。

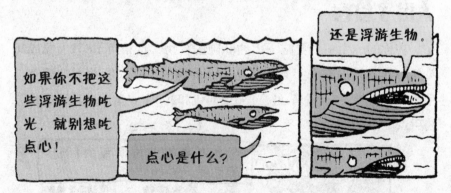

▶ 甚至有些极微小的生物，若按单位体重算，也能比人吃得多。比如，2克重的伊特鲁里亚地鼠，每天能吃掉相当于自己体重3倍的食物，相当于一个人每天吃1只整羊、50只鸡、60条家庭食用的面包和150个苹果。你永远也不可能把那么多东西全装进午餐饭盒中，对不对？那么为什么地鼠要把它们的腮帮子塞得鼓鼓的呢？唉，那是因为它们必须吃这么多的食物来提供能量，才能在寒冷的天气中不停地活动并保持体温。

你能当科学家吗？

如果你喜欢美食，不一定要当厨师。你可以去当一名科学家。的确，科学家完成过一些令人垂涎欲滴的实验。你能预测下面的实验结果吗？

1. 20世纪70年代，曾经有一组美国科学家来到一个宴会上，专门观察人们吃东西（你可别在宴会上这么做，这样不礼貌）。科学家发现超重的人比瘦子吃得多。于是，科学家突然迅速地端起食物，放到另一个房间里去。这之后会发生什么事？

a）超重的人又跟着到另一个房间里去吃。

b）超重的人嫌麻烦不愿意动。瘦子走到另一个房间自己动手吃起来。

c）这引发了一场冲突，科学家因扰乱宴会被赶了出去。

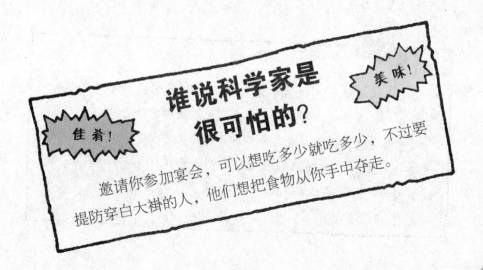

美味!

佳肴!

谁说科学家是很可怕的？

邀请你参加宴会，可以想吃多少就吃多少，不过要提防穿白大褂的人，他们想把食物从你手中夺走。

2. 20世纪70年代，美国弗吉尼亚大学的科学家请几组人在已经享用过丰盛甜美的奶昔后，再品尝一种特意挑出来的美味冰激凌。（这也能算科学实验？！）其目的是看哪一组人吃的冰激凌更多。

a）那些想减肥的人吃更多的冰激凌。

b）想减肥的人吃较少的冰激凌。

c）每个人都尽可能多吃，因为是免费的，他们还到处乱扔。

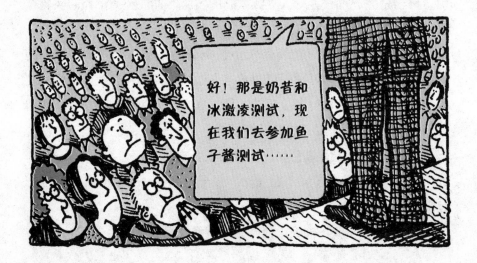

答案

1. b）超重的人只在食物能够得着时多吃。如果食物被移走，瘦子愿意多吃，所以他们更愿意走过去取食物。

2. a）想减肥的人看起来烦躁不安。科学家已经告诉他们奶昔会使人发胖，破坏他们的减肥计划，但是他们仍然猛吃冰激凌，因为他们觉得应该让自己快乐一下。

旺盛的食欲

你一次能吃多少东西取决于你的胃有多大。毕竟你必须有地方放那些食物。人大脑下部有块豌豆大小的东西叫做丘脑，也能控制人吃多少食物。当该吃饭或者该停止吃饭的时候，丘脑就将信号传到大脑。如果你一直不愿放下饭匙，可能是因为你正在吃特别喜欢的东西。如果你一点儿都不想吃，那可能是你正坐在学校食堂的饭桌前。

糟糕的美味佳肴

食物对人很重要。它不光能把人的肚子填饱，还供给人们身体健康成长所需的各种化学物质。我们都有自己喜欢的食物，同时也有不爱吃的食物。下面是一份学校午餐的菜谱，哪些菜能诱惑你？

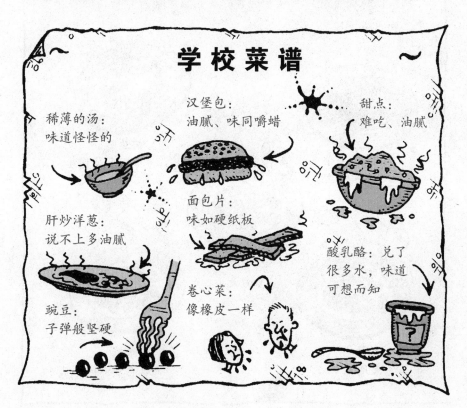

学校菜谱

稀薄的汤：
味道怪怪的

汉堡包：
油腻、味同嚼蜡

甜点：
难吃、油腻

面包片：
味如硬纸板

肝炒洋葱：
说不上多油腻

酸乳酪：兑了
很多水，味道
可想而知

豌豆：
子弹般坚硬

卷心菜：
像橡皮一样

31

事情确实很奇怪，有的教师和一些在其他方面都很正常的人居然认为学校的午餐好极了！因为这些食物都是人们很喜爱的——只是味道有问题。像大多数人一样，你在2岁时就会挑选你喜欢的食品，但世界各地的人喜欢互不相同的食物，有些人甚至喜欢吃那些在你看起来有些吓人的东西。我们想尽办法动员英勇无畏的私人侦探古茨科品尝了几种外国美食。

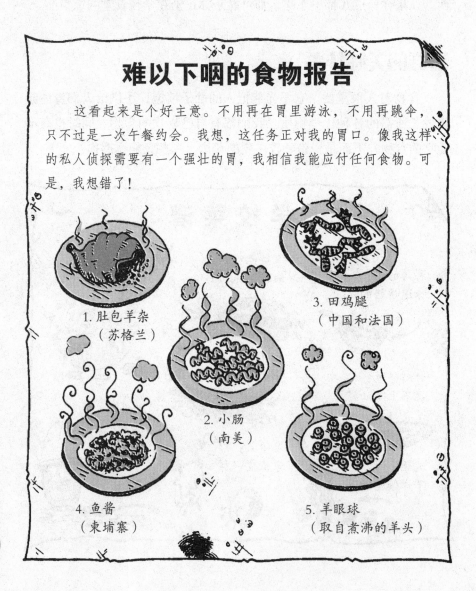

难以下咽的食物报告

这看起来是个好主意。不用再在胃里游泳，不用再跳伞，只不过是一次午餐约会。我想，这任务正对我的胃口。像我这样的私人侦探需要有一个强壮的胃，我相信我能应付任何食物。可是，我想错了！

1. 肚包羊杂
（苏格兰）

2. 小肠
（南美）

3. 田鸡腿
（中国和法国）

4. 鱼酱
（柬埔寨）

5. 羊眼球
（取自煮沸的羊头）

1．味道不错——我喜欢肉加洋葱和香草的味道。当我正在享用第一份时，有人提到那肉是用羊胃包着的羊心和羊肺。我突然感到自己需要些新鲜空气。

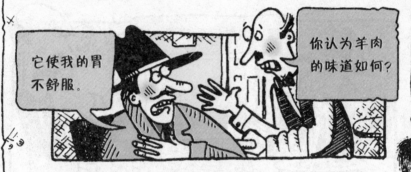

2．味道确实好极了。又松又脆的饼卷，很好吃！然后他们告诉我做法：把包着玉米饭的猪肠子切碎，然后用猪油炸。我勉强咽下去，走向下一盘菜。

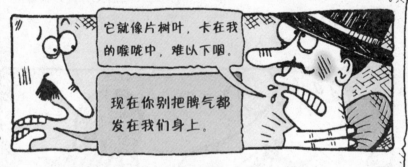

3．我可以尝尝这盘东西怎么样。我闭上眼睛叉起了一块。味道像炖得又软又烂的鸡。不管怎么说，我特别喜欢吃鸡。

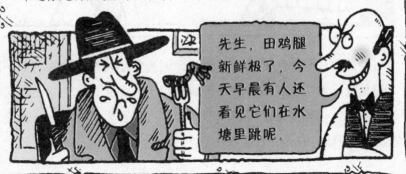

4. 味道有点儿腥。不，我不是说有可疑之处，只是有鱼腥味，还稍有点儿咸。但当我得知这盘鱼是先被压成酱，然后又经过一段时间的腐化做成的，我决定还是让他们自己留着享用吧。

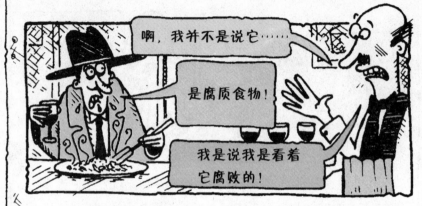

啊，我并不是说它……

是腐质食物！

我是说我是看着它腐败的！

5. 我看了一眼那份眼球，它们同时也看了我一眼。我们对视着。一会儿，我开始冒汗了。我知道得做点儿什么，因为它就直瞪瞪地盯着我的脸。"噢，完了。"我坚决地说，"我放弃。"这个工作真让人受不了。

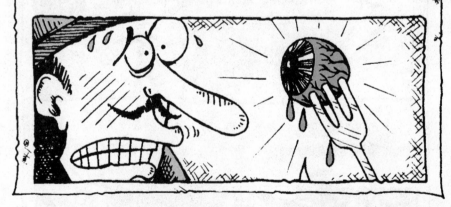

可怜的古茨科，他对付不了眼球，因为他不习惯吃动物的那一部分。但是既然他吃动物的舌头、胸脯和脖子，那么再吃一吃眼球又有什么关系呢？这都是你的习惯问题。如果古茨科生长在中东，他会从2岁起就吃眼球，并且一直喜欢吃它。

你肯定不知道！

1. 有一种干辣椒叫"红魔"，它简直辣极了，1克的粉末能使重量相当于它50万倍的调味汁有辣味。要是直接吃辣椒，你会感觉自己变成一条口中喷火、耳朵冒蒸汽的龙。

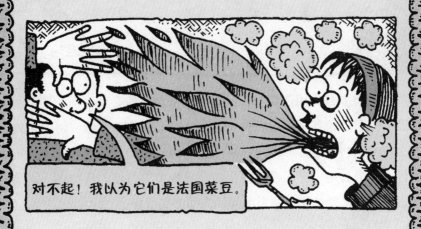

对不起！我以为它们是法国菜豆。

2. 直到20世纪70年代，在巴布亚新几内亚还有一种吃他们死去的亲人的习俗，脑子尤其被珍视。这被看成是对死者的尊重，同时也被当作是提高智力的方法。

下面谈一些你不能随便尝的东西：

有毒的药丸

有些人几乎什么都吃。不过你能相信过去有些人常常吃毒药吗？

1733年，有一个危险的骗子医生叫内德·沃德，他卖一种锑丸，声称包治百病，但这种药丸引起了肚子痛。锑是有毒性的，以往古埃及人用它来消灭苍蝇。这种药丸能引起剧烈的胃痛就不足为怪了。

一个喜欢开玩笑的人写了一首关于内德·沃德的诗：

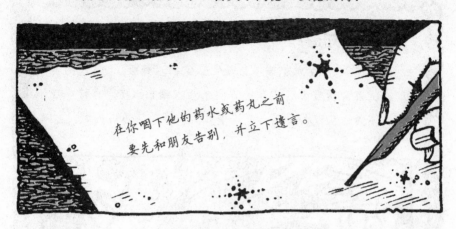

在你咽下他的药水或药丸之前，
要先和朋友告别，并立下遗言。

但是大多数人相信广告，认为疼痛是治疗的必经过程。这位医生可发了大财。他甚至把这种神奇的药丸样品免费施舍给穷困的病人，多么仁慈啊！但是，沃德自己从来没有用过他的药丸，这就不难解释为什么他很长寿。锑只是众多出现在食物中的可憎的毒物之一。请你注意，下一章要谈到食物引起的让人恶心的反应。

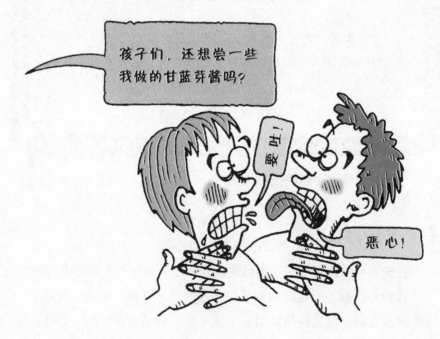

孩子们，还想尝一些我做的甘蓝芽酱吗？

要吐！

恶心！

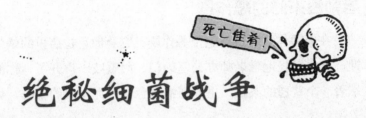

绝秘细菌战争

　　食物可能是危险的。危险的不是食物本身，而是藏在食物里的东西。食物中潜伏着各种各样的有毒物质和细菌，随时可能进入你毫无防备的身体。所以，为保护自己，你需要知道所有这些恶心的细节。

恶心的有毒物质档案

姓名：毒物

基本事实：毒物是那些进入你体内让你生病的化学物质，包括能溶解胃肠的酸。其他的毒物随着血液流入大脑，使受害者病倒。

可怕的事实：

1．一些最致命的毒物叫毒素。它们由细菌产生并进入食物。有些甚至能杀死人。

2．让你的身体摆脱毒物的最好方法，是把它再吐出来。这就是为什么人们在吃了带有细菌的危险晚餐后，会用一整夜的时间呕吐！

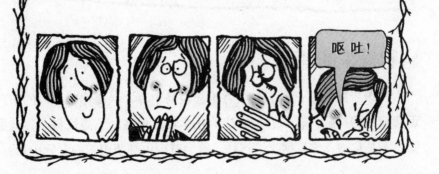

呕吐！

老师喝茶时的恶作剧

在老师休息时试试这个恶作剧，它会像色拉店里的蜗牛一样受欢迎。你去轻轻地敲老师办公室的门，门嘎吱一声开了，你的老师准会端着一个普通的茶缸，里面盛满颜色像稀泥一般的咖啡。你甜甜地笑着说：

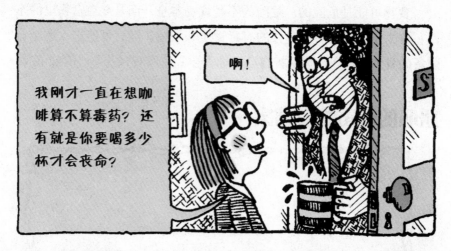

我刚才一直在想咖啡算不算毒药？还有就是你要喝多少杯才会丧命？

啊！

答案

如果你喝得太多、太快，咖啡就会对你有害。它含有一种叫咖啡因的物质（在茶和苏打饮料中也含有咖啡因），会引起心动过速。在一般情况下它绝对没有害处，但是科学家认为，如果一个人在4小时内喝掉100杯咖啡，那么咖啡因就会使心脏和血管受到致命的压力。

喜忧参半的消息

先报告好消息：人们其实并不会轻易中毒，只要你对入口的东西保持清醒的头脑，就不会被人造的化学物质毒害。不是饮料，你就别喝；不是食物，你就别吃。这样，就会减少由细菌引起的食物中毒。

现在说坏消息：我们周围总是有成群的细菌伺机造成一起起真正的食物中毒事件。最好的结果是，这些入侵者可能会引起剧烈的肚子痛，最坏的结果就是死亡。关于这个问题，你将会在下一章看到。

那么食物中毒和你有什么关系呢？我们设法弄到一份食物中毒的病历，看看你能不能辨认出医生写的有点儿不规范的字。

猪肉馅饼中毒病例

患者疼痛得很厉害。他是高基街学校的老师，他说他吃了学校食堂的一个放了不知多久的猪肉馅饼。他现在肠子绞痛，每隔半个小时呕吐一次，同时伴有腹泻（拉肚子）。我相信肠子的肌肉正在把全部食物和水从各个角落挤压出来。

诊断： 食物中毒

治疗： 患者需要请假彻底休息几天。开始一两天，他只能喝些没有汽的柠檬水或温水，可以加一匙糖和食盐，以防止他体内缺水或脱水。这期间血液中的白细胞会进入肠子里把剩余的细菌吃光。

预后： 病情持续一天。

是的，细菌总是准备攻击我们，这点你会在后面看到。我们的私人侦探古茨科正热衷于搜寻细菌的踪影，但是此时细菌也正在策划它们的卑鄙计划。

细菌绝密战争计划

好，小伙子们，我们的敌人是整个人类。你们的任务是打入他们的食物和饮料，并攻击他们的肠子。给你们的命令是设法让他们生病，让他们呕吐，让他们痛苦得要命。冰箱门一打开，你们就开始执行任务。仔细阅读这些计划，然后把它们吃了。祝你们好运，小伙子们。

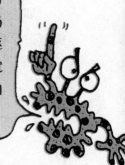

绝密战争计划
千万不能落入人类手中

1. 藏身之处

好的藏身之处：土壤，脏水。人类不敢到那里去找你们。粪便和垃圾桶为你们提供更好的掩护。

土壤

脏水

粪便

垃圾

2. 行动方案

第一个目标：爬上人类的手掌、手指和衣服，然后钻进他们的食物。人类的手指甲是绝妙的避难所，并且他们自己会为你提供方便。你很快就能打入他们的身体里。

苍蝇能提供一流的空中支援。当苍蝇落下来停留在潮湿的地方时，你就瞄准它，让它把你从牛粪上带走。然后集结在人类的食物上。

苍蝇

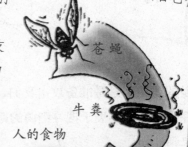
牛粪

人的食物

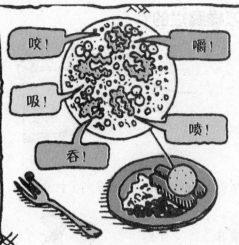

咬! 嚼! 吸! 喷! 吞!

3. 开始行动

现在开始吃食物。先喷出酶把食物变成烂泥，再把它吸入体内，一定要制造大量的化学废物使食物腐烂发臭。

新鲜的香肠

腐烂的香肠

4. 增加新兵

另一个简单的任务：把你自己分成两半。一次又一次不停地重复。不久你就会有几百、几千乃至几百万的援军。这样你就会有压倒多数的优势兵力向肠子进行大规模的进攻。

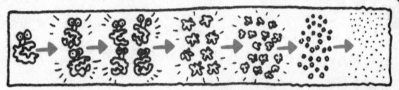

5. 最后的警告

人类会用他们布置的每一种武器奋力反击。你要特别警惕抗生素——一种专门对付我们细菌的化学药品。要当心，如果人类使用足够的抗生素，你的军队就会全军覆没。

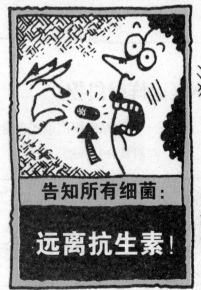

告知所有细菌：

远离抗生素！

你敢不敢去看看东西是怎样腐烂的?

你需要准备:

▶ 一瓣橘子

▶ 一个大塑料口袋

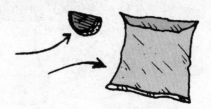

你需要做:

把橘子封在袋子中, 在温暖的地方放置6天, 你看到了什么?

a) 橘子保持不变。

b) 橘子变成稀糊状, 有臭味。

c) 橘子长大了。

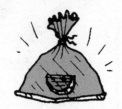

答案

b) 细菌一直在吃橘子, 并慢慢消化它。难闻的臭味是由细菌吃东西时排出的化学废物引起的。不要再触摸橘子, 把它密封在袋中扔掉。

不能这样拿食物

这是一些能帮助细菌进入食物的方法:

▶ 对着食物打喷嚏。

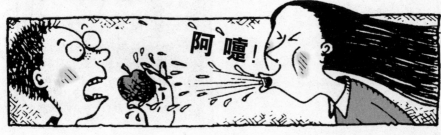

阿 嚏!

▶ 冲着食物咳嗽。这样会把你嘴和鼻子中的细菌喷射到空气中。咳嗽时要用手帕捂住嘴，过后不要再用这块手帕包裹食物或用它包扎伤口，以防细菌通过伤口进入身体。

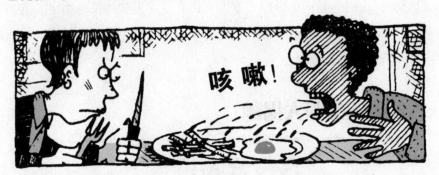

▶ 没洗手就拿食物（手上一般会沾有细菌）。

▶ 挖鼻孔或咬手指甲。这种方式可以惊人地使你带上几百万个细菌，如果你同时做这两件事，是极其不雅观的。

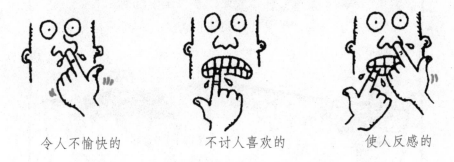

令人不愉快的　　　　不讨人喜欢的　　　　使人反感的

▶ 用手指从牙缝中抠出小块食物然后再吃掉它。劝你千万不要这样做。

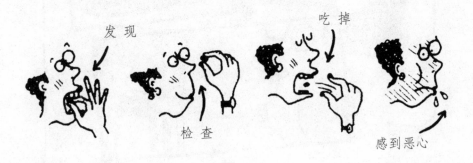

讨厌的调查工作

自从发生了教师食物中毒的可悲病例后，我们决定调查一下学校的厨房，人们怀疑那里操作不卫生，还有更不卫生的猪肉馅饼。这需要一个经验丰富、有献身精神、更重要的是有勇气的人，只有一个人能胜任这样的工作……

古茨科的探险大揭秘

污秽食物报告　M.I. 古茨科

最后，终于有一个像样的侦探工作了！一次大揭秘！我过去听说学校食堂是干净的地方，卫生局的官员们定期检查。但这所食堂可并非如此，事实证明这是一个真正肮脏的地方。我肚子里早已经翻江倒海了，但还是坚持拍完了最后一张照片。

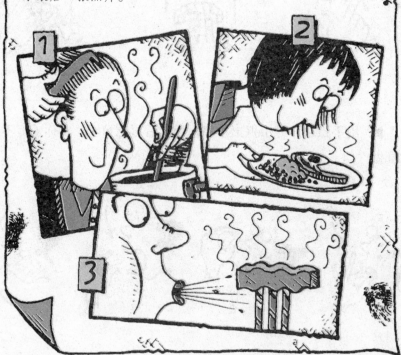

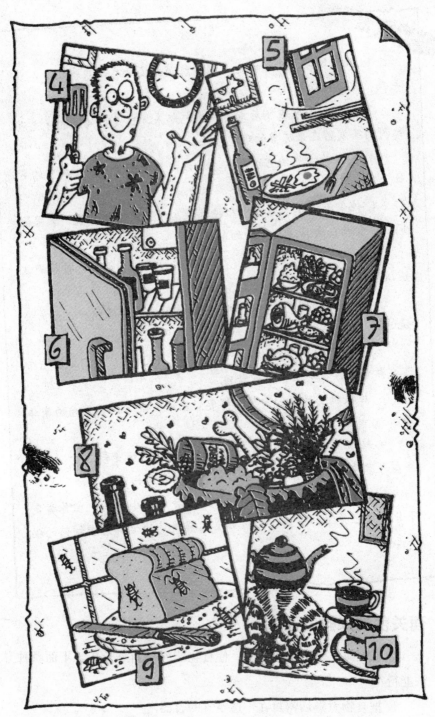

你能指出上面每幅画中哪里有细菌存在的危险吗?

1. 头发即使在干净时也能携带细菌，因此在厨房梳头是个坏毛病，充满细菌的头皮屑会掉进汤里。

2. 头发没有扎在脑后或者用布包起来。这是把油腻的、充满细菌的头发留在果冻里的理想方法。

3. 向食物吹气使它冷却。这是让细菌从嘴里飞到食物中的奇妙方法，另外你也可能把口水滴上去。

4. 他们有脏手、脏指甲和脏衣服，而且没穿工作服。如果他们接触食物，会传递大量的细菌。

5. 厨房不能让苍蝇靠近。让它尝尝死亡的痛苦——对苍蝇就应该那样！

6. 开着冰箱门，这样食物不能保持低温。低温能防止细菌繁殖过快。

7. 冰箱中的各类食物混合放在一起，细菌能从生肉中溜出来落在熟食上，在那里快乐地繁殖。

8. 垃圾桶里的腐败食物满得要溢出来，成了细菌繁殖的豪华酒店。

9. 蟑螂喜欢在潮湿、黑暗的地方鬼鬼祟祟地走动。它们很高兴在考察任何吃剩的食物时把自己身上的细菌传送出去。

10. 把那只猫从桌上撵走。你可能会喜欢小宠物，但你肯定不会喜欢它身上的细菌。难道你真的喜欢黄油里有沾满细菌的猫茸毛吗？

有关食物保鲜的测试

如果厨师要设法摆脱细菌，使食物能保持新鲜长久，下面哪种方法能行？

1. 把食物煮熟后密封在不透空气的容器内。

2. 把食物压扁，连同细菌放进塑料盒。

3. 在食物中拌进大量的糖和盐。

4. 在烟很大的火上熏食物。

5. 把食物中的空气全部抽走，使细菌不能呼吸。

6. 把食物和它里面的细菌冷冻起来。

7. 把食物弄得干干的，让细菌没有水喝。

8. 飞快地转动食物，细菌晕得厉害甚至于死去。

答案

1. 是的。像蒸煮那样，任何彻底的加热都能杀死细菌。把食物放在不透气的容器里，就像从自选商场买的罐头，能有效防止细菌再生。

2. 不是。细菌会继续存活并繁殖，同时破坏食物。

3. 是的。糖吸走食物中的水分，细菌没有水就不能生存，这就是为什么果酱不易腐烂的原因。

4. 是的。烟给食物覆盖上一层像硝酸盐一样的化学物质。亚硝酸盐能杀死细菌，是使熏过的鱼像腌鱼一样保持新鲜的物质。

5. 是的。这就是食物在真空包装中所发生的情况。食物用这种方式能保存几个月。

6. 是的。寒冷能杀死细菌。这就是为什么食物在冰箱中能保鲜。

7. 是的。细菌能像一种极微小的种子——孢子一样有生命力，但把食物弄干后，可以使它们丧失活性。

8. 不是。细菌不会头晕。

我们描绘了一幅冷酷的对付细菌世界的图画，也许我们对它们有点儿不公平。毕竟，细菌只是做了对于它们来说很自然的事情，并且我们也不能完全摆脱细菌。这些细菌总是想方设法钻进我们的身体。于是我们的身体不得不对讨厌而又致命的消化疾病奋起反击，它们就潜伏在下一章里。当心！！！

细菌 "克星"

如果有什么事情比消化更恶心，那就是细菌引起的危及生命的消化疾病。它们不仅仅令人讨厌，还能置人于死地。现在请我们的私人侦探古茨科编纂一份最危险的大坏蛋的档案。高基街学校麻烦大了，更多的老师和孩子得了可怕的疾病倒下了。对厨房要进行检查，人们怀疑那里有数种细菌。古茨科准备好要接受这项工作。

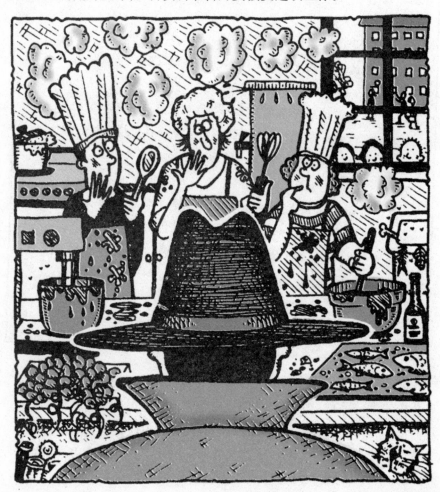

污秽食物报告

M.I. 古茨科

确实，这是一群真正卑劣而毫无价值的下流坏子。看到这些家伙待过的食物，真让我感到震惊。想到它们正躲藏在我参观过的学校食堂里，我不禁浑身战栗。这些细菌能击倒健壮的老人以及任何年轻人，更不用说年幼的学生和体弱的老教师。在这些细菌让学校瘫痪之前必须制止它们。

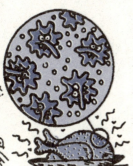

姓　名： 沙门氏菌

已知居住地： 生肉和鸡蛋中——一个真正阴险的家伙。它最喜欢的避难所是鸡肠子。我在高基街学校看到冰箱里有一只看起来不太卫生的鸡。

别　名： 有1000多个别名——你可以随便挑。

所犯罪行： 引起反复呕吐和腹泻。它要对全世界成千上万次的疾病发作负责。它是一个凶手。

姓　名： 李司忒氏菌

已知居住地： 土壤、粪便、脏水、奶酪、小鸡和色拉。我曾怀疑过高基街学校的奶酪，它有一种史前时期的味道。据悉这种细菌在-5℃时感到很自在，所以把奶酪放在冰箱里不会有多大好处。这家伙挺顽固，甚至能在42℃高温下存活。如果

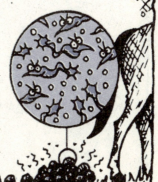

一个人体温那么热，就需要赶快请医生了。

所犯罪行：引起强烈的恶心，能让你一整天都不舒服。

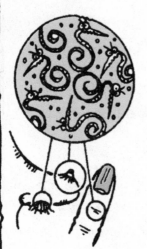

姓　名：葡萄球菌

已知居住地：鼻孔、皮肤，尤其是伤口和疖子。高基街学校的厨师一定带有这种细菌。它们藏在忘记放进冰箱的食物里。高基街学校那些有可怕气味的肉馅，放在露天处整整3天，已经腐烂变质了。

作案方式：从手上传到食物上。

所犯罪行：引起腹泻、呕吐和肠绞痛。这些细菌能使你整个星期不得安宁。

姓　名：肉毒梭菌

病　因：肉毒梭菌中毒

已知居住地：土壤、鱼、肉和蔬菜。

作案方式：谢天谢地，在高基街学校没有发现这种细菌。

所犯罪行：引起复视、体弱、说话困难和死亡。

武　器：这种细菌产生的毒素是致命的，仅仅10毫克就能毒死地球上任何一个人。

结　论：这些坏家伙是最近产生

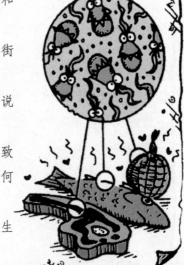

的，必须把它们逮捕归案，但这将是一项艰巨的工作。它们菌多势众，而且藏身处太多。只有一种武器可以给它们沉重打击——那就是清洁！

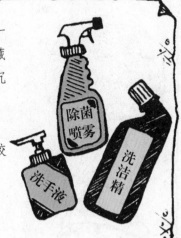

但是有一些细菌还要危险得多，能置人于死地。希望我们在高基街学校的厨房里永远不会遇到这些罪犯。

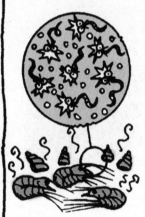

姓名：霍乱弧菌

病因：霍乱

已知居住地：混有霍乱患者粪便的水。

作案方式：通过食用生活在脏水里的贝壳类动物而进入人体里（下次吃牡蛎时我一定要小心）。直接饮用这种脏水更是通常的传播途径。

这么说来，饮水确实是静悄悄地传播病菌的途径，于是我向当地自来水公司查询，他们说已经将这个问题解决了。他们把氯放入水中消灭细菌。

所犯罪行：引起剧烈的呕吐、危险的霍乱病和腹部绞痛。受害者的身体会脱水、发青。很可能发生这样的事：你早上醒来发现自己已经快不行了。

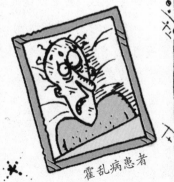

霍乱病患者

51

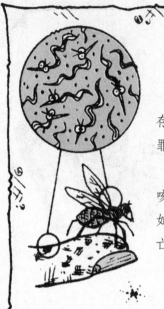

姓　名： 伤寒沙门氏菌

病　因： 伤寒

已知居住地： 曾得过此病而幸存者的大便。伤寒和臭名昭著的沙门氏罪恶家族是亲戚。

作案方式： 引起皮疹和严重的咳嗽，使受害者的大便呈绿色稀汤状。如果不及时治疗，有20%的患病者会死亡。嘿，太危险了！

姓　名： 阿米巴痢疾

病　因： 痢疾

已知居住地： 肠子、粪便、脏水和食物。

别　名： 该病菌来自阿米巴变形虫，用科学家的话说，就是在显微镜下看起来像斑点一样的小动物。我要记住他的话。

所犯罪行： 从肠子传播到肝，引起致命的高烧，甚至能造成肠子穿孔。

结　论： 现在我觉得身上不舒服。当我在学校厨房执行任务时，感到有些饿了。我想一块水果不会有什么危害，就吃下去了。可是现在我腹痛，而且感觉自己正在发烧。这是痢疾，我能肯定。啊呀！我的肠子！快，快，快！洗手间在哪里？

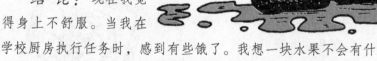

你肯定不知道！

对医生来说，即使他们没有得伤寒，也未必能保全自己的性命。公元580年，法国国王冈特洛姆的妻子奥斯特瑞迪亚王后得了这种病。她病得非常厉害，由两名医生负责照看。高烧几乎使她发疯，她认为医生没有想尽办法救她，于是让悲痛欲绝的丈夫保证，如果她死了，那两个医生就要在她的墓前被处死。结果她死了，不幸的医生也被砍了头。

这件事过去一千多年后，有一个人决心铲除伤寒和其他所有导致消化系统疾病的祸根。

可怕的科学名人堂

路易斯·巴斯德（1822—1895）　国籍：法国

路易斯·巴斯德在吃饭时的举止令人尴尬。他用手摆弄面包，经常把面包片撕碎后查看里面是否有灰尘、毛线和蟑螂碎块。一旦发现有什么可疑之处，就用随身携带的显微镜在饭桌上仔细检查起来。

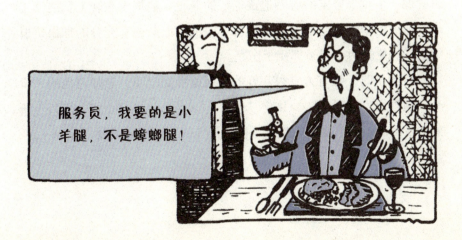

服务员，我要的是小羊腿，不是蟑螂腿！

巴斯德还在饭桌上研究玻璃杯，并擦掉别人看不见的微小灰尘。更糟糕的是，他会大声描述他最近所肢解的尸体、老鼠或所做的细菌实验。巴斯德对细菌已着了魔。他尽一切可能避免手上沾染细菌，甚至从来不与任何人握手。但巴斯德夫人并不抱怨她丈夫的古怪，她是巴斯德的最富于献身精神的支持者。

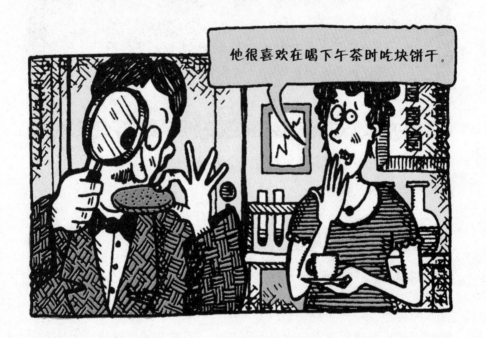

他很喜欢在喝下午茶时吃块饼干。

路易斯·巴斯德是细菌世界从未有过的最危险的敌人。他搜寻细菌就像一个意志坚定的警察追逐老练的罪犯。他周末和晚上仍继续工作，无悔地奉献了全部精力。他从不服输。巴斯德有充分的理由仇恨细菌——他的两个孩子都死于伤寒。

在上学时，没有人觉得年轻的巴斯德特别聪明。老师对他的评价是：物理还"过得去"，化学"中等"。但巴斯德专心致志搞科学研究，最后成了一名化学教授。下面只是他的一小部分成就：

▶ 他证实了使葡萄酒和啤酒变酸的是细菌。这项工作包括到葡萄园品尝葡萄酒（当然，完全是出于对科学的兴趣）。巴斯德发现，如果把液体加热到72℃并持续几秒钟，就能杀死细菌，又不破坏口味。他发明了巴斯德杀菌法——今天人们仍使用这种方法来防止牛奶很快变质。

▶ 一次外出度假前，他把鸡霍乱菌和肉汤混合在一起（鸡与人感染不同类型的霍乱）。当他回来时，发现许多细菌已经死了。他用这些含有衰弱细菌的混合物喂鸡，发现它们活得很健康。这些鸡的身体里已经产生了抵御死细菌的化学物质，这些化学物质也可以抵抗活细菌。我们称这些死细菌叫疫苗，就是你们为抵御疾病接种的疫苗。

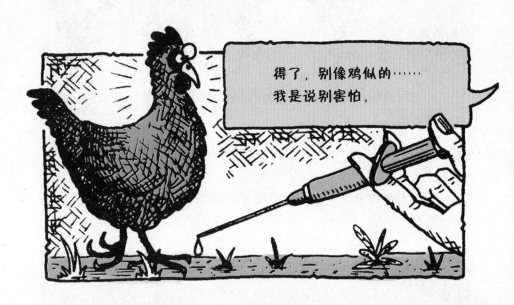

▶ 巴斯德继续研究，开发出了预防人类杀手炭疽和狂犬病的疫苗。其中狂犬病疫苗特别受欢迎，因为狂犬病基本上属于不治之症。虽然接种狂犬病疫苗是件痛苦而又麻烦的事，但至少可以保住受害者的性命。

你能当科学家吗？

1860年巴斯德带着一个密封的烧瓶去爬山，烧瓶里盛着加糖的肉汤。在1500米高处，他打开烧瓶，装进冰冷的高山空气，然后再密封上。巴斯德确信只要空气中有细菌进去，汤就会变质。他已经在其他几个烧瓶中分别装入一个小山丘上的空气、高一些的山上的空气，还有地窖里的空气。结果会是什么样呢？

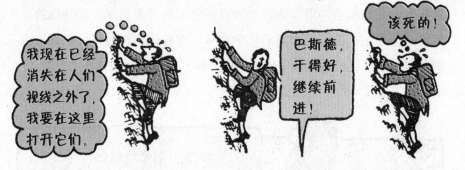

a）所有的烧瓶里显示有同样数量的细菌。这证明在任何高处都能发现细菌。

b）在较高的山上发现了大量的细菌。这是因为风把细菌往上吹。

c）大多数细菌是在较低的山丘上发现的。在高峰和地窖里发现的细菌最少。

答案

c）巴斯德证实细菌靠灰尘传播。地窖密封得很严，细菌轻易进不去；高山上的空气灰尘较少，所以细菌也少。细菌不能进入密封的烧瓶，因此烧瓶中盛的东西还保持新鲜。事实上，一只1860年的烧瓶现在仍在博物馆中保存并展出，而且那里面的汤还是鲜的。有人想尝尝吗？

伤寒病仍在传播

尽管巴斯德勤奋努力地工作，最终也没有把害死他两个孩子的伤寒细菌制伏。1880年，卡尔·约瑟夫·爱伯斯（1835—1926）最终打垮了这种细菌。但这种疾病仍然没有消亡。1915年，天才的美国科学家艾迪丝·克莱波尔（1870—1915）死于这种病。她在去世前正在进行伤寒热的研究。到1909年，医生们又要面对这种杀人疾病了。一个真实的小故事可以说明此病是怎样发生的。

伤寒玛丽

1909年，纽约

玛丽·麦伦是个杀人凶手，她用的武器是冰激凌——那种香甜可口、自制的冰激凌。但冰淇淋真的能杀人吗？枪支和炸弹杀人倒还有可能，可冰激凌……

玛丽看起来不像个危险人物。她40岁左右，性格腼腆，灰色的头发整整齐齐扎成一个馒头形的髻，架着一副小圆眼镜。她那圆敦敦的身材好像是为她自己做的精彩的广告，表明她烹调的食品有益于健康。难怪索普医生走进厨房时会感到疑惑。他想，玛丽真的是个连苍蝇都不会伤害的人吗？

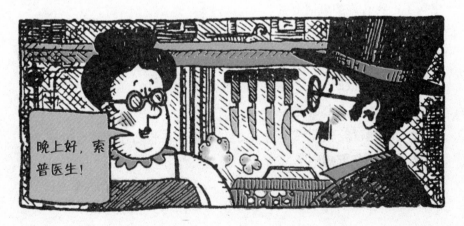

　　然而医生注意到玛丽的手。那两只通红、粗糙的大手，看得出是经常干厨房里重活的，好像有一个星期没洗过了。那手不只是肮脏，简直是污秽不堪。她手上每一处凹陷、每一条纹路里都塞满污垢，手指甲里积存着厚厚的黑泥。

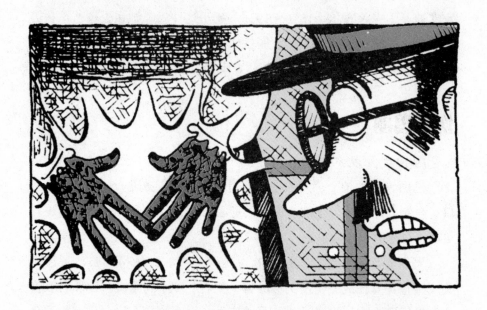

　　"啊，先生，你为什么要见我？"她用带爱尔兰口音的柔和声音问，"我一整天都没有离开，这里的人们都很倒霉。女儿死了，仆人生病了，我有许多事情要做。"

　　医生冷静下来，他困难地说出不愉快的话："玛丽·麦伦，我有理由相信你正传播一种危险的传染性疾病。"

　　玛丽眼都没眨一下，好像医生正谈论着天气。"我不明白你在说什么，先生！"她镇静地说。

　　"我来解释一下，"医生说，"去年你在长岛牡蛎湾当厨师，那里有6个人患伤寒病倒了。"

"他们确实得了病，人们都得病，可这跟我有什么关系？"玛丽问道，听声音好像有些恼怒。

"我和那家人谈过，并调查了他们吃的东西。他们全家都说喜欢吃你做的冰激凌，你的冰激凌都是用手做的。"

玛丽不满地向下撇着嘴角。她慢慢拉开了桌子上的一个抽屉。

"你在7年中换了8次工作，"医生无情地继续说道，"这8个店中有7个店出现了伤寒病例。"

玛丽的脏手摸到了菜刀。

"玛丽，"医生冷冷地说，"我认为他们的伤寒是由你的手传染的。"

"啊！"随着一声女巫般的哀号，玛丽向医生扑去。她狂怒地尖叫着："我要记住你这个爱管闲事的医生——我要把你剁碎了做成香肠！我要把你当早点吃！我要杀了你！"

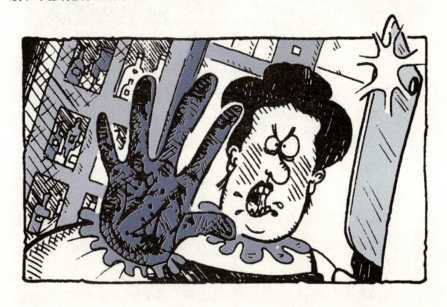

医生及时躲闪到一边，还好，沉重的菜刀劈到了桌面上。医生在厨房里拼命地绕着圈跑，玛丽在后面挥着她的武器紧追不舍。

索普医生终于逃了出去，他跑到纽约警察局长那里，气喘吁吁地讲述了这一切。警察迅速采取了行动，他们冲进玛丽住的房子，发现她躲在屋子外面的厕所里。7个警察一齐动手才把又喊又叫的玛丽抬进一辆事先准备好的救护车里。

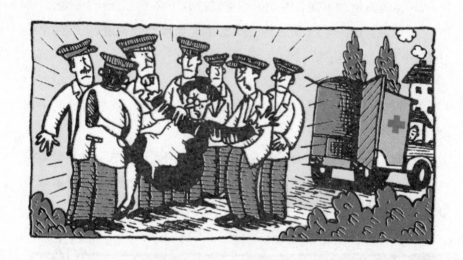

几个月以后，在纽约的河滨传染病医院，索普医生略显不安地坐在他的办公室里。一会儿他要和玛丽，或者照现在报上所称呼的"伤寒玛丽"谈话。

"伤寒是一种可怕的疾病，"医生开始说道，"发热、出疹子、肚子痛、咳嗽，还有大便像豌豆汤。这些你都还记得，是不是，玛丽？"

"我为什么都要记住？"玛丽气冲冲地质问。她瞪了一眼索普医生的两个助手，他们身材魁梧，一边一个地站在她身边，准备一有麻烦就抓住她。

索普医生叹气说："我们的实验证明，你曾经得过伤寒。尽管你的身体已经好多了，但细菌仍留在你的胆囊里。你每次去厕所，细菌就从你身体里溜出来。有一些细菌沾到了你的手上，如果你不把它们洗掉，它们就会被带进食物里。"

"我不懂这些，"玛丽委屈地说，"我只是一个厨子。我干我的活儿，没有人对我说不行。"

　　然后索普医生让这个麻烦的病人做出选择：她要么永不再当厨子，要么永远被关在这个海岛医院里。

　　"你不能把我关在这儿。"玛丽抗议道，"你们为什么要这样对待我？"

　　索普医生严厉地摇摇头，说："噢，玛丽，我们完全可以把你关在这儿。我们这样做是合法的。不过你还有另一种选择，就是同意切下胆囊。这是一次危险的手术，但手术后你就没有病菌了，然后我们就会释放你。"

　　"我要杀了你！"玛丽叫嚷着要扑上去，两个助手牢牢地把她抓住。"无论如何，我永远不会让你靠近我的胆囊。"

　　但3年后玛丽改变了主意，不是同意做手术，而是答应不再当厨子，并且每隔3个月向索普汇报一次。但是她离开医院不久就失踪了。

　　1915年，一场伤寒传染病袭击了纽约市斯隆妇科医院，有两名职工被夺去了生命。有一天早晨，一位厨房女佣和她的朋友开玩笑说："那个老厨子，布朗夫人，"她嗦嗦地笑着，"脾气那么大，你猜猜看她像谁？她的样子就像前几年报纸上登的那个女人。她叫什么来着？噢，对了，叫'伤寒玛丽'！"

　　正站在门边偷听的厨子正是那个玛丽·麦伦，她火冒三丈地握紧了肮脏的拳头。

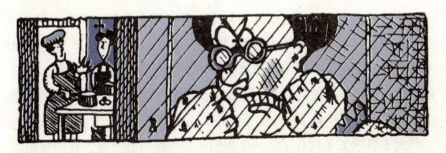

　　玛丽又一次消失了，但这一次警察发现了她的踪迹，很快就把她追捕归案。玛丽故意传播伤寒，并导致受害人死亡。你知道她受到了什么样的惩罚吗？

a）玛丽·麦伦因谋杀罪被处死。法官说："玛丽，你活着太危险了。"

b）索普医生给玛丽打了麻醉药，在她失去知觉时切除了她的胆囊。当她没有细菌时，医生放了她。

c）她被监禁在岛上度过余生。

答案

c）玛丽的余生在监狱中度过。她是已知的第一个伤寒病菌携带者。尽管她从来没有作案，但她还是被判处危害公共安全罪。1923年，医生们在医院用地内给她盖了所小房子，让她在医院里的细菌（比如伤寒菌）研究实验室里工作。今天，玛丽·麦仑作为"伤寒玛丽"已经举世皆知。其实她生活的全部要求不过是做冰激凌，但是她的名字却和一种她从来没有真正弄懂的疾病永远联系在一起了。

战斗还在继续

路易斯·巴斯德的工作说明科学家是怎样发现细菌，又是怎样开发出药品和疫苗与细菌较量的。今天，医生已能用药物治愈伤寒。但与此同时，在全世界范围内，和其他疾病的斗争仍在继续。比如：在20世纪70年代，每年有400万儿童死于霍乱。1974年，世界卫生组织的科学家发明了一种用纯净水、矿物质及糖混合制成的饮料，把这种饮料提供给染上霍乱的人，可以防止脱水。这种叫ORT（口服水疗法）的简单饮料拯救了成千上万儿童的生命。

那么答案似乎就有了：如果我们能使细菌濒临灭绝，我们就能健康地生活。噢，不。你马上就要看到真正的坏消息：吃清洁的食物也能生病！有些人甚至死于他们的日常饮食！ 你还能耐着性子看看下一章吗？最好读下去，你会有所发现⋯⋯

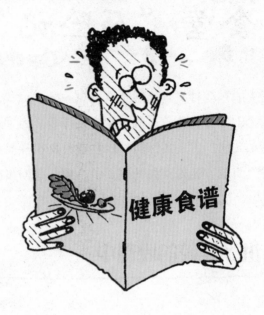

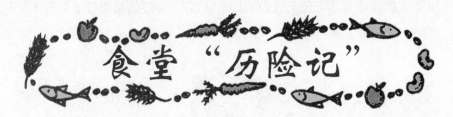

食堂"历险记"

　　我们吃下去的东西种类远比眼睛看得见的要多得多，你身体所需的各种成分也远比你每天菜单上所规定的多得多。为了进一步有所发现，我们动员私人侦探古茨科溜回学校食堂收集些样品。开始他说再到那个令人作呕的地方让他实在受不了了，但在我们用一叠钞票温柔地规劝一番之后，他还是从病榻上爬了起来。

古茨科走进了学校的晚餐中

　　又该穿护身衣了。这是一个很脏的工作，我坚持戴上防毒面罩。有些食物的气味闻起来很不新鲜，已经搁了好几天了，我看它们能当催吐剂用。（嘿，我说起话来开始像个科学家了，催吐剂真让人难受。）

样品1：一个土豆

　　这个干巴巴的土豆准备煮熟了当学生的晚餐，不过它还算是有益健康的。这就是我在它里面发现的：

鼻涕虫★

81% 的水

0.4% 的蛋白质

16%的碳水化合物

（以一种叫淀粉的形式存在）

0.1% 的脂肪

0.8% 的纤维

0.7% 的维生素

1% 的矿物质

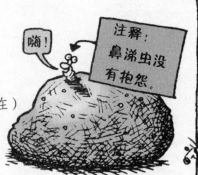

嗨！

注释：鼻涕虫没有抱怨。

★（鼻涕虫也含有这些成分，只是比例不同，至少这次它没有和土豆放在一起煮。）

样品2：一杯水

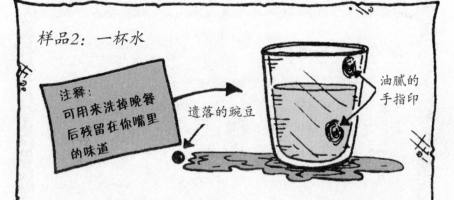

注释：
可用来洗掉晚餐后残留在你嘴里的味道

遗落的豌豆

油腻的手指印

其实它没什么可看的。但我的调查显示，你每天需要2升此种清洁的液体物质。其中一半来自你吃的食物（如含水的土豆），另一半来自你实际喝的水。你应该喝足水，因为你身体里2/3是水，像你的大脑等某些部位80%都是水。所以你能想像出如果没有喝足水会发生什么事——智商低下！

样品3：果酱布丁

这块布丁上满是甜腻的糖，看起来好吃极了，但传来的却是坏消息。

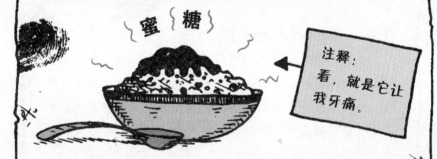

蜜 糖

注释：
看，就是它让我牙痛。

科学家先生说，糖能提供你身体需要的能量，除此以外什么功用也没有。他还说我吃的糖已经超过身体的实际需要，看起来我身体里循环的糖已经足够装满一个果酱罐了。当时我嘴里正含着一块糖，我赶紧把糖吐出来，因为我已吃够一天所需的糖了。只有科学家能破坏我的食欲。

65

你肯定不知道!

在许多香味扑鼻的食物中也有糖——仅仅一小罐烤蚕豆中就含有两三匙糖。你能在谷类、罐头肉、汤、罐头蔬菜、花生酱甚至凉拌卷心菜中发现糖。甜食中的糖就更多了。一块巧克力相当于10匙糖。我们中的大多数人一天要吃进30匙糖。天哪!

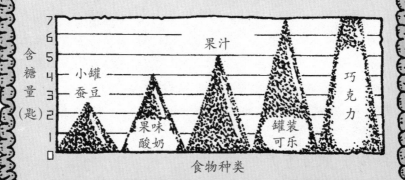

样品4：糊状的芜菁甘蓝

在这种奇怪而无味的橙色蔬菜中，我遇到了一种奇怪的化合物，叫淀粉，与在土豆中发现的碳水化合物是同样的，是由糖分子连成长链而形成的化合物。科学家说肌肉中的酶能扯断这些化合物链，并释放出能量，帮助身体运动。听起来还不错，可是为什么它的味道却如此糟糕呢?

样品5：学校晚餐中的土豆片

这土豆片冰凉而油腻，油脂太多了。它们待在肚子中像成袋的水泥一样，比任何其他食物滞留的时间都长，它倒是能使你觉得舒服，并有饱腹感。可是它含有多余的油脂，会变成你体内的脂肪，懒懒地堆积在你的肚子和臀部。要记住：你身体里存有足够的脂肪，随时够做7块肥皂的！

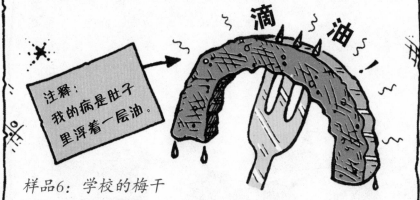

注释：
我的病是肚子里浮着一层油。

样品6：学校的梅干

梅干，我不喜欢它们的味道。它们有古怪的皮革一样的质地。据我调查，这是由于它们富含纤维，这种纤维使得面包吃起来筋道。水果和蔬菜也有纤维。看起来身体似乎消化不了纤维，但纤维能促使其他食物在肠子中运动。和其他食物相比，肠子内壁更容易抓住纤维。食物不停地运动，一直运动到厕所。

样品7：气味不佳的奶酪

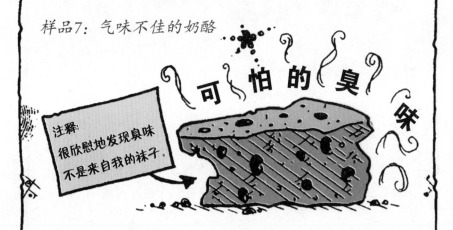

注释：
很欣慰地发现臭味不是来自我的袜子。

我访问了几个小孩子，他们对奶酪从哪里来有很奇特的想法。不过，在这里我不想追溯它发展的历史，只是研究它内在的形成过程。我发现了这个过程。

　　我发现，奶酪中25%是蛋白质，你身体需要这类物质形成肌肉。但是，尽管身体的20%是蛋白质，你也不需要摄入过多。如果你是12岁，你每天大约需要55克蛋白质，成年人需要的大约也就是这个量。你虽然个头儿比成年人小，但因为正在长身体，所以需要更多的蛋白质。富含蛋白质的食物有牛奶、奶酪、鱼、肉、豆类和坚果。

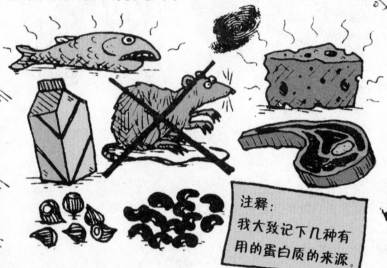

注释：
我大致记下几种有用的蛋白质的来源。

样品8：令人怀疑的盐

　　所有可疑的食物都叫我撞上了。这时，一滴冷汗从我脸上流下来，我试图把它舔干。盐！　这就是汗水包含的成分，不信你自己试试看。盐可以用来杀死细菌，而且我发现，盐还可以很方便地用来遮盖学校晚餐难吃的味道。盐有14000种不同的用途，因为我马上要结束这份报告，所以就不在这儿一一列举了。

　　你身体里进行的很多化学反应中，盐都起着重要的作用。出汗是你身体排出多余盐分的一种方法。但盐不是你所需要的唯一矿物质。

神秘的矿物质

学校的晚餐样品中有些神秘的矿物质。虽然它们的数量极其微小，却对你身体的发育和成长至关重要。

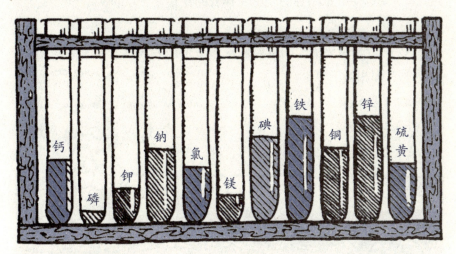

学校的晚餐中竟包含这么多种奇怪而又难闻的化合物质，获悉这一点，你可能会很震惊。怎么，你不震惊？也许你的老师会。

考考你的老师

就这个话题测试你的老师或者学校的厨师（只要你有胆量）。

1. 硫黄是一种味道很不好的化学物质，它在你身体中占0.25%，算一算那是多少硫黄？

a）足够杀死狗身上的跳蚤。

b）足够杀死大象身上的跳蚤。

c）足够杀死老鼠身上的跳蚤。

2. 铁是一种重要的矿物质，它使血的颜色鲜红。当你没有吃足够的铁时会出现什么情况？

a）你的血变黄。

b）你出疹子，发高烧。

c）你的脸色苍白，疲惫不堪，不想吃东西。

69

3. 你身体的0.004%是铁（幸运的是它毫不生锈），那是多少铁？

a）足够做一个别针头。

b）足够做一个5厘米长的钉子。

c）足够做一根跟你的胳膊一样长的铁块。

4. 钙是长骨头所需的重要原料。一个12岁的孩子每天需要700毫克的钙，那相当于多少？

a）4盘菠菜。

b）40盘菠菜。

c）跟菠菜无关，这种蔬菜不含钙。

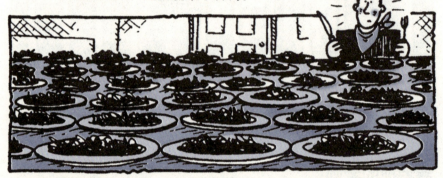

5. 碘的最佳来源是什么？

a）雨水。

b）蜗牛。

c）海藻。

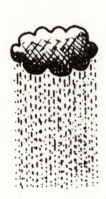
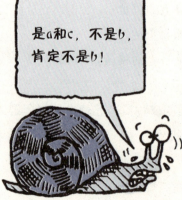
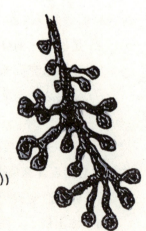

答案

1. a）如果你的狗身上有跳蚤，答案当然正确。警告：不要吃太多的硫黄，不然杀死的就不止是跳蚤了。

2. c）血液中的红细胞是把对生命至关重要的氧气带到全身的化学物质。缺铁会引起贫血症，要是什么都不吃会加重贫血。

3. b）但是没有理由开始吮吸钉子，千万别这样，从动物肝脏、全麦面包、干果或蜜糖中很容易摄取到铁。

4. a）你会发现在3杯牛奶、16大块面包或85克奶酪中有同样多的钙，随你选择。

5. c）碘在众多矿物质中最让人吃惊，你继续读下去就会知道为什么了。

为脖子所用

你每天只需要0.004克的碘。但如果没有它，你的脖子就会很难受。下面说说原因是什么。

碘来自大海，这就是海藻富含碘的原因。碘随着海浪向岸边冲去，汇集到海洋植物上。你吃了之后，脖子上一个叫甲状腺的特殊组织利用碘生成一种叫甲状腺素的化合物，它使你身体生长发育更快，消耗食物的速度也更快。

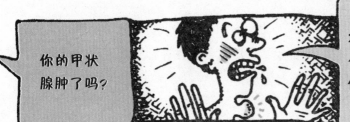

你的甲状腺肿了吗？

不是，我噎着个乒乓球呢！你这个傻瓜！

没有足够的碘，甲状腺就会肿起来，它试图从你的血液中过滤出最后一滴矿物质，因而就形成一个叫甲状腺肿大的可怕肿块。

在19世纪，美国中西部离海最远的地方，以"甲状腺肿大地带"闻名。那里的碘极少，所以得这种病的人就多。

你能在海鲜和鱼中找到很多碘。当然，海藻里也有碘（如果你肯吃）。

你能当科学家吗?

这个讨厌的实验是大学科学课上常做的，目的是说明甲状腺的作用。取一个无害的小牛蛙蝌蚪，正常情况下，它2年后才会变成牛蛙。给它喂一滴甲状腺素后会发生什么事?

a）蝌蚪变成牛蛙。

b）小蝌蚪变成大蝌蚪。

c）蝌蚪长了甲状腺肿瘤。

答案

a）只用几个小时，甲状腺素就把蝌蚪变成了小手指甲那么大的牛蛙。可悲的是，当其他蝌蚪长成牛蛙时，要比它大100倍，而且有可能把这个小弟弟或小妹妹一口吞下去。

重要的维生素

维生素可不是可有可无的，它们是一种重要的化学物质，能使你保持身体健康。它们太重要了，所以各种各样补充维生素的药丸和饮料随处可以买到，广告遍地皆是。

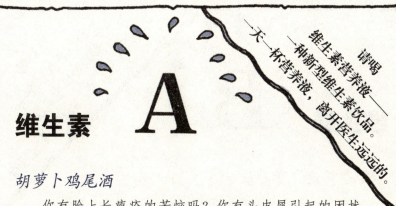

维生素 **A**

请喝
维生素营养液——
一种新型维生素饮品。
一杯营养液，离开医生远远的。

胡萝卜鸡尾酒

　　你有脸上长痤疮的苦恼吗？你有头皮屑引起的困扰吗？你在黑暗中是不是看不清东西？那可能是由于你缺乏维生素A。维生素A 胡萝卜鸡尾酒是你明智的选择！

　　只需喝一杯此种营养液，即使在煤窑中你也能找到黑猫，真的！维生素A能帮助你的眼睛在后部生成一种化合物——视紫红质，帮助你的眼睛在光线昏暗的地方看得更清楚。

　　来源：肝脏、牛奶、黄油、鸡蛋、鱼和胡萝卜提取物★。

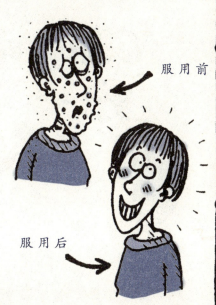

服用前

服用后

小贴示

　　往往一有好东西你就会吃得太多。喝过多的维生素A饮品，你会掉头发，甚至还可能会死。摄入过多的维生素A能让你中毒，所以，吃了维生素A含量高的北极熊肝脏能引起死亡。

　　★ 这就是为什么人们常说吃胡萝卜能帮助你提高你的暗视力。

73

维生素 **B**

"起身就走"营养液

你感到疲劳乏力不想活动吗？那么你需要维生素B"起身就走"营养液！为什么不尝尝呢？一共有10个不同品种，简直令人垂涎欲滴。

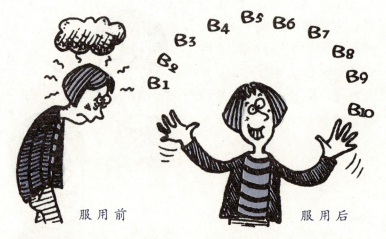

服用前　　　　　　　　　　　　　　　服用后

你只要喝一次就会感觉有力气了。千真万确，这些重要的维生素能帮助你的身体把食物变成能量，它也是强健的神经和血液的保证。

来源：全麦面包、酵母菌、牛奶、坚果和新鲜蔬菜。

小贴示

缺少维生素B_5使老鼠的皮毛变灰。但是人的头发无论如何总会变白，即使喝维生素饮品也不能阻止。

维生素 D

"阳光"营养液

请喝维生素营养液——一种新型维生素饮品。一天一杯营养液，离开医生远远的。

▶ 你的手指甲经常会碰断吗？

▶ 你每天都摄入足够的维生素D吗？

▶ 只需喝一次维生素D "阳光"营养液，你就会精神焕发！

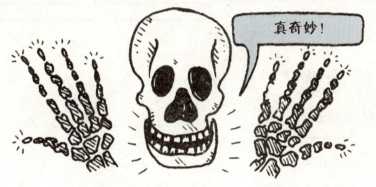

真奇妙！

你的朋友会忌妒你那坚固的手指甲，你会为自己有健壮的骨骼和晶莹健康的牙齿而自豪。

来源：鳕鱼肝脏的油、牛奶和奶酪提取物*。

* 阳光照在皮肤上时，身体也能产生维生素D。

小贴示

你不要因为营养液甘甜可口就过多饮用。过量服用维生素D，你会不舒服，还会便秘（拉不出大便）。

维生素 E

柔嫩肌肤营养液

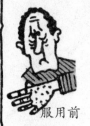

服用前

服用后

你的皮肤松弛吗？你手上有古怪的褐色斑点吗？那你就需要一杯维生素E柔嫩肌肤营养液。过不了多久，你的身体就会恢复健康，所有讨厌的伤口都能痊愈。你也会有健康的血液循环系统。

来源：全麦面包、黄油和粗米浓缩物。

请喝——维生素营养液——一种新型维生素饮品。一天一杯营养液，离开医生远远的。

小贴示

有些人为了使自己显得年轻，用维生素E柔嫩肌肤营养液洗澡。很抱歉，根本没用！

维生素 K

快速凝血营养液

你在凝固方面有问题吗？（噢，不是指那些痴呆迟钝的人，而是说血液凝固。）当你把自己划破时，会血流不止吗？对那些更严重的伤，维生素K快速凝血营养液是必不可少的，它能帮助你防止大量失血，让血待在它该待的地方——你的身体里，而不是地毯上。

来源：绿色蔬菜、肝脏提取物和人肠子里的细菌。

请喝——维生素营养液——一种新型维生素饮品。一天一杯营养液，离开医生远远的。

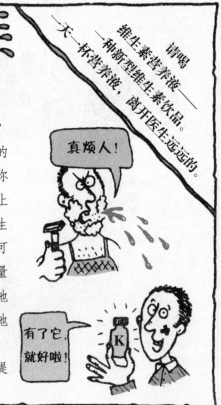

真烦人！

有了它，就好啦！

好了，你已经掌握这些信息了吗？人缺少维生素会得病！为了弄清楚哪些食物是维生素的最佳来源，医生们花费了很多年时间。

有一个人探索出治愈最可怕的疾病——坏血病的方法，下面就是他的故事。

大海的恐怖

得坏血病的人嘴里呼出臭气，牙龈红肿，身体容易被划伤，伤口不能愈合，眼球出血，总是感觉疲劳，直到最后死亡。几百年前你若在海港周围散步，会发现不远处就有得病的海员，他们的牙都掉光了。

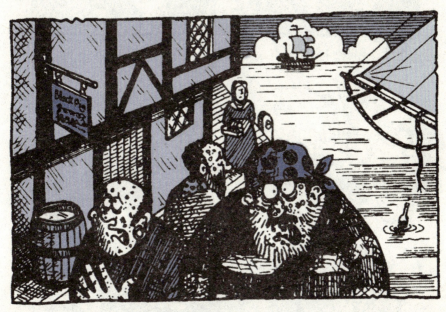

但是为什么海员易得坏血病呢？在整个18世纪和19世纪初，海员们面临的不仅仅是狂暴的大海，还有船上粗陋的饭菜。在恶劣的条件下，坏血病使海上生活显得更加恐怖。

与翻船、海盗和鲨鱼相比，海员们更害怕坏血病。没有人知道导致这种可怕疾病的原因。

但是有些船长却自以为知道：

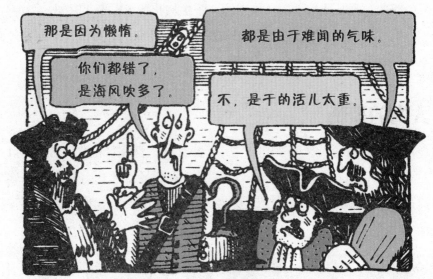

当然，船长们有各自喜欢的治疗方法：

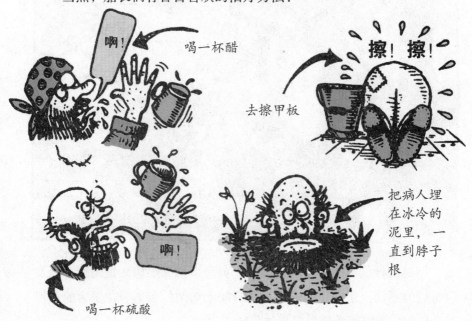

喝一杯醋

去擦甲板

把病人埋在冰冷的泥里，一直到脖子根

喝一杯硫酸

随船医生詹姆士·林德（1716—1794）觉得这些治疗方法肯定没用，但是怎么能够证明这一点呢？他认为船上提供的糟糕的食物是致病原因之一。

在冰箱和冷柜发明之前，要想在海上保持食物新鲜是极其困难的。因此，当时船上一顿典型的饭菜是这样的：

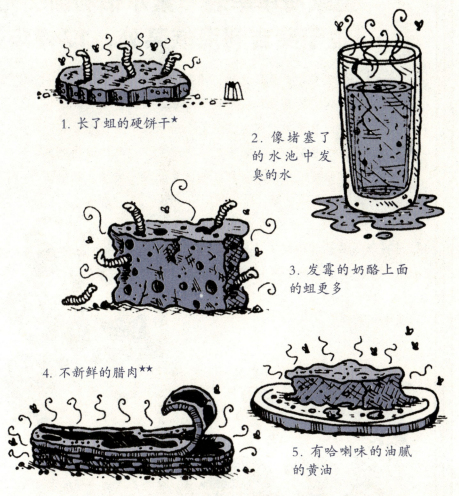

1. 长了蛆的硬饼干★

2. 像堵塞了的水池中发臭的水

3. 发霉的奶酪上面的蛆更多

4. 不新鲜的腊肉★★

5. 有哈喇味的油腻的黄油

★ 这饼干又干又硬，伦敦博物馆中有一个存放了200年的样品。吃这种坚硬的食物之前，要用手先拍一拍，让里面的蛆爬出来。

★★ 腊肉非常咸，以至于你吃过之后，就会渴得想喝不干净的水。

但到底是这些腐烂食物中的哪一种引起坏血病的呢？或者也许是因为食物太恶劣，海员的饮食中缺少某些东西？也许是由于他们没有吃某些东西？

皇家海军军舰"索尔伯利斯"号位于英吉利海峡某处，1747年

真是让我束手无策。我和12个得了坏血病的重病号在一起。我确信他们的日常饮食中缺少某些东西，但到底缺少什么呢？我不能看着他们死去，我是个医生，必须试着做些什么。我要做一些实验，我一直想当科学家。我要把这些海员分成几组，给每一组试用一种其他医生介绍的方法。其中必有一种方法能奏效！好，开始吧！

海员霍克·布兰克和斯匹克·德·哥恩要每天喝几滴硫酸（注：绝对不能浓度太大，否则肠子会被溶解）。

大卫·琼斯·洛克和安迪·卡特利斯每天喝两匙醋。

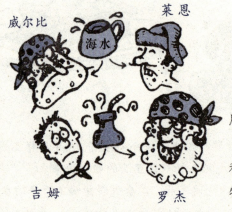

霍克

斯匹克

大卫

安迪

威尔比

海水

莱恩

吉姆

罗杰

威尔比·西克和莱恩·霍奥每天喝一杯海水。

吉姆·莱德和罗杰·乔利要吃大蒜和用有臭味的植物胶束在一起的辣根。

奇沃斯·梅蒂姆和道尼·哈奇每天喝1升苹果酒。偷偷溜上船的两位女船员伊芙·特里和雷兹·安克尔每人每天吃两个甜橙和一个柠檬。

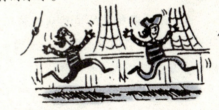

14 天以后……

伊芙和雷兹复原啦！我真了不起呀！（尽管谈到其他人的情况让我有些不好意思。）姑娘们在第6天就跳下吊床互相追逐嬉戏了。她们说烦透了那些酸溜溜的水果，但不管怎样，感觉确实好多了。她们主动提出要帮助我照顾其他10个仍在生病的水手。

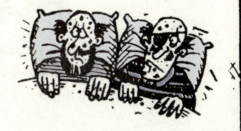

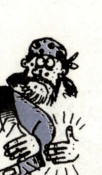

1. 可怜的霍克和斯匹克病得十分严重，我觉得有点儿对不起他们。他们的坏血病没有好转，肚子还剧烈疼痛起来。肯定是硫酸造成的。

2. 大卫和安迪情绪很不好，肯定是醋的原因。他们的坏血病没有好转。

3. 可怜的威尔比和莱恩不停地呕吐，肯定是由于喝了海水。他们的病没有好。

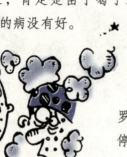

4. 每个人都远远地躲着吉姆和罗杰。他们口中发出大蒜味，还不停地放屁。哎，这一定是辣根的作用。他们的病情没减轻。

5. 奇沃斯和道尼虽然病情依旧，但至少是欢乐的。他们不停地唱着"把酒桶滚出来"，还向大家喊"干杯"。其余的船员都自告奋勇要试试这种疗法。

结论是：借助这些长期忍受病痛的勇敢海员的帮助，我揭开了这种病的秘密！我可以肯定坏血病可以

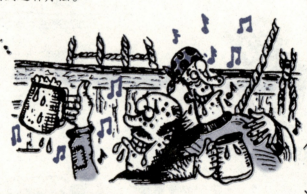

用吃新鲜水果的方法治愈。的确，这就是答案。我相信如果你的食物中缺乏某些化学物质，你就会得此病。

真是太棒了！我迫不及待地想告诉每一个人。

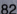

詹姆士·林德向管理皇家海军的海军大臣安森（1697—1762）递交了一份报告。他本以为安森会支持他，因为安森曾于1740—1744年间航海环游世界，那一次他的大部分船员被坏血病夺去了生命。那么结果到底怎样呢？

a）安森对他的报告大加赞赏，奖励他20 000英镑，规定自此以后所有的海员每天吃一片柠檬，从此再没人得坏血病。

b）海军不重视林德的发现，在以后40年中依旧没有采取任何措施。

c）海军认为用酸治疗是更好的方法。他们把林德看成爱惹麻烦的讨厌鬼，把他解雇了。

答案

b）很令人气愤，但这是事实。海军认为使用柠檬太昂贵了。他们实际上是觉得雇佣新海员来代替死去的海员更便宜。在海军发生兵变后，情况才有所改变，海员要求用柠檬对抗坏血病。开始有些海员不喜欢这种水果，但是当柠檬和酸橙加在定量配给的朗姆酒中后，他们改变了态度。直到20世纪30年代，科学家们才发现防止坏血病的神秘化学物质是抗坏血酸——就是现在人们所熟悉的维生素C。

不良的饮食习惯

你只要吃不同的食物，就可以得到身体健康所需要的一切。但如果你是一个不吃鸡、鸭、鱼、肉的素食者，或者你不仅不吃肉，还不吃牛奶和鸡蛋这类由动物生产的食品，是个严格的素食主义者，那会怎么样呢？

　　你只要摄入身体所需要的足量维生素和矿物质就行，这种饮食习惯挺好。

　　但是只吃少数几样食物，就不能得到全部重要物质。最糟糕的做法是什么也不吃。实在是不可思议！食物对你有益处，饿肚子对你没好处。科学家发现那些没吃早饭就去上学的孩子在学新课时感到困难。你可别找这样的借口。下面就看一看真正挨饿的人会有哪些症状。

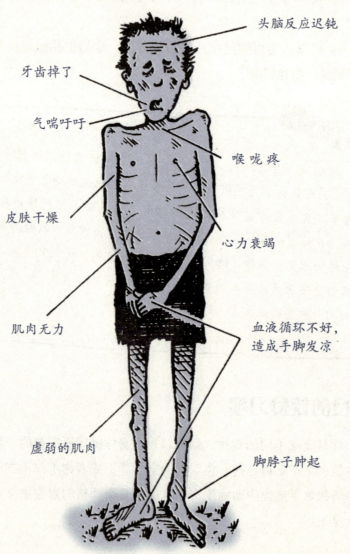

头脑反应迟钝

牙齿掉了

气喘吁吁

喉咙疼

皮肤干燥

心力衰竭

肌肉无力

血液循环不好，造成手脚发凉

虚弱的肌肉

脚脖子肿起

这样很悲惨，是不是？过去，当孩子淘气时，大人常用饿肚子的办法惩罚他。

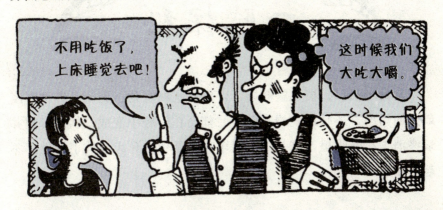

你肯定不知道!

1. 如今有数百万的人身体超重，他们试图用少吃饭的办法来减肥。但是科学家认为，只要不影响身体健康，就没有必要改变体型。而与此同时，世界上有7.5亿人吃不饱肚子，他们想要增加体重而不是减少。

2. 你对食物过敏吗？这意味着你对某种毫无害处的食物有不好的反应。每次你吃它的时候，就会恶心或长皮疹。但是到底是哪种食物让你不舒服呢？为了找到它，你开始只吃煮肉、水果罐头、土豆，喝矿泉水。这样挺难受的。两个星期后，在你还没有腻烦死之前，你每个星期尝一种新食物。当吃到过敏的食物时，你就又会出现那种不舒服的感觉。这样就知道是哪种食物引起你过敏了。

你身上配备了能咬得动任何食物的装备，真是幸运！下一章我真的需要给你些东西，让你咀嚼咀嚼。

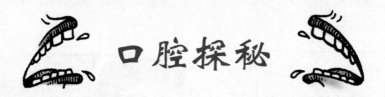

口腔探秘

食物一入口，消化就开始了。你所吃的食物，无论是纤维强度最大的烤肉，还是最脆的胡萝卜，都会在口腔中变成糊状的食糜并最终消失在喉咙里。这是怎么回事呢？是你的牙齿完成了这件了不起的壮举！

你能观察到自己口腔中都有什么吗？

站在镜子前，张大嘴仔细看。你看到了什么？那简直是一部惊人的咀嚼机器。

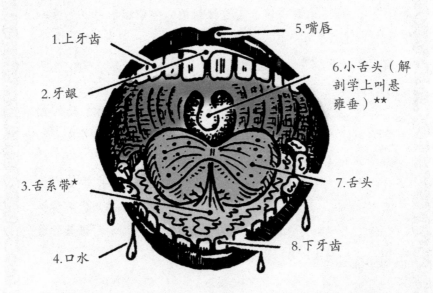

1.上牙齿
2.牙龈
3.舌系带*
4.口水
5.嘴唇
6.小舌头（解剖学上叫悬雍垂）**
7.舌头
8.下牙齿

　★ 舌系带是给你的舌头供血的。你没看见血管吗？很好看吗？喔，真恶心。

　★★ 这是一个绕喉管挂着的小悬垂体，没有人清楚它的确切作用，似乎是帮助人们吞咽食物用的。

天才的舌头

舌头是一块肌肉，你可以站在镜子前认真地观察它。它是消化系统中可以用肉眼观察到的部分，不过，你可不要随便向老师、家长吐舌头。舌头非常灵活，在你吃饭或说话，甚至一边吃饭一边说话时，它都能应付自如。

味觉的档案

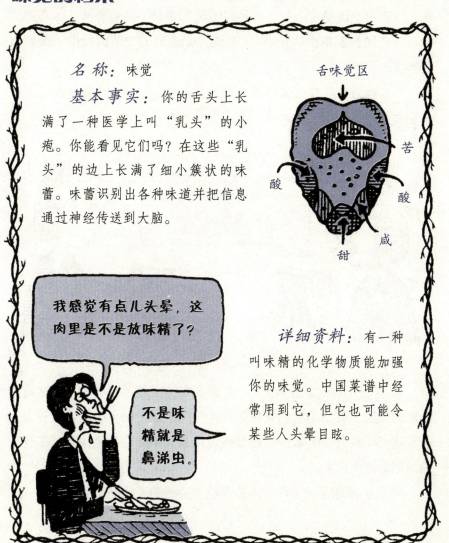

名　称：味觉

基本事实：你的舌头上长满了一种医学上叫"乳头"的小疱。你能看见它们吗？在这些"乳头"的边上长满了细小簇状的味蕾。味蕾识别出各种味道并把信息通过神经传送到大脑。

舌味觉区

苦

酸

酸

咸

甜

我感觉有点儿头晕，这肉里是不是放味精了？

不是味精就是鼻涕虫。

详细资料：有一种叫味精的化学物质能加强你的味觉。中国菜谱中经常用到它，但它也可能令某些人头晕目眩。

一些乏味的资料

1. 按照中国人的观点，只有三种主要味道，即热辣（相当于用辣香料调味的东西）、葱蒜（当你不想再结交任何一个新朋友时可以多吃点）和鲜香（与你每天食用的主菜相配的新鲜蔬菜）。

2. 而西方科学家不同意这一观点。他们认为，你可以尝出甜、酸、咸和苦4种味道。

3. 可是，你的舌头可以识别由上述几种味道混合而成的数百种滋味。以煎肉上的脆皮为例，你可以尝出70多种不同的滋味，如巧克力味、草莓味和刺猬肉的味道★（真的，制造商们把煎肉做出了刺猬肉的味道）。

★在你向世界自然保护基金会报案之前，你最好弄清楚这些制造商们并没用真正的刺猬，这完全是人造的刺猬肉味。

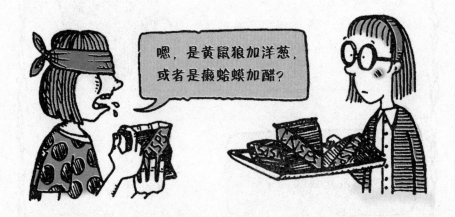

嗯，是黄鼠狼加洋葱，或者是癞蛤蟆加醋？

4. 有些人的味蕾特别灵敏。干酪品尝专家能品出各种不同味道和品质的干酪，并指出它们是在哪儿生产的、所用的牛奶是否煮开过，甚至连奶牛在什么时候产的奶都能说出来。如果他们说错了，那是因为他们品得厌倦了。

5. 医生经常通过看你的舌头来检查你的健康状况。例如：

舌头上有厚厚的白膜，可能是由于消化道发炎而感染的鹅口疮所致（这跟吃虫子的家禽没有任何关系）。

6. 古代的中国医生更会观察舌头。他们确信舌头的表象与人身体的健康状况息息相关。下面是一些相关资料：

a）舌头发白——体虚乏力。

b）舌头发红——体内有火。

c）舌头发紫或有紫点——血液循环缓慢。

d）舌头上长厚厚的舌苔★——你最多只能活一周了。

★ 这是你身体不适的征兆。这种舌苔是一种大量生长的真菌，它可能因为你患有其他疾病而导致白细胞抵抗力下降而产生。

下面来做两个味觉测试实验。

你敢不敢亲自试试？ 1：测试你的味觉

所需材料：
▶ 两小块生土豆
▶ 两小块苹果

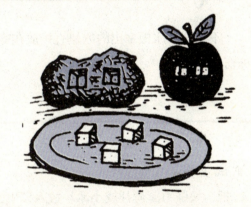

测试步骤：

1. 闭上眼睛，捂住鼻子，请人把准备好的小食物块递给你。

2. 把小食物块放入嘴里，试着品出你正在吃的是什么。然后再品尝其他几块。

3. 松开手，重复第二步试验。你又发现了什么？

a）捂住鼻子易尝出味道。

b）捂住鼻子难辨味道。

c）捂住鼻子食物变甜。

你敢不敢亲自试试？ 2：能改变你的味觉吗？

所需材料：

酒香泡泡糖或者甜水果。你可以向家长解释说，做科学课的课后作业需要用这些东西，也许你能得到一些额外的零花钱。

强力薄荷片或小冰块。若是用小冰块，一定要让它先在装有水的杯子里放一会儿。

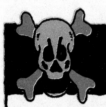

危险！注意！

不要把从冰柜拿出的冰块直接放在嘴里，以免过冷的冰块冻伤你的舌头。

测试步骤：

1. 把一块强力薄荷片或小冰块放入口中，含住它们，直到它们完全融化为止。

2. 然后把酒香泡泡糖放入口中。你有什么感觉？

a）什么味也尝不到。

b）味道加强了。

c）从你口中取出的糖胶变黑了。

答案

测试1.b）你的嗅觉比你的味觉更灵敏。当你自以为品尝美味佳肴时，实际你是在享受吸入的美味。这就是为什么你在得了重感冒后吃东西就和吃木板一样。

测试2.a）冰块让你的舌头麻木失去知觉，因而尝不出味道。在刚吃完薄荷片的一段时间内，薄荷的强烈气味可阻断新的气味从舌头向大脑传送，因而甜食的味道尝不出来。无论如何，做完这些测试后你应该立即去刷牙。

牙齿的档案

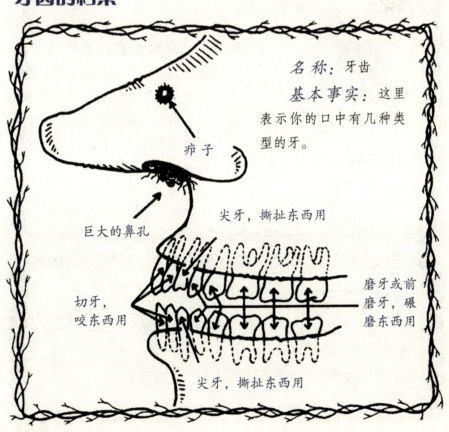

名 称：牙齿

基本事实：这里表示你的口中有几种类型的牙。

疖子

巨大的鼻孔

尖牙，撕扯东西用

切牙，咬东西用

磨牙或前磨牙，碾磨东西用

尖牙，撕扯东西用

更多的基本事实：

　　牙齿由牙髓、牙本质、牙釉质三部分组成。牙髓含有丰富的血管和神经。血管为牙本质供血，当你牙痛时，神经会把信息传到大脑。

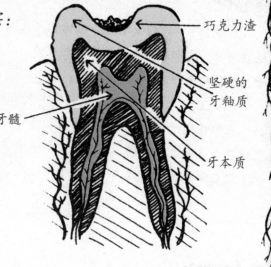

巧克力渣

坚硬的牙釉质

牙本质

牙髓

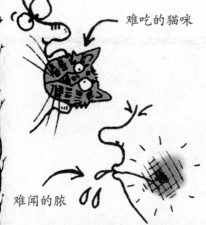

难吃的猫咪

难闻的脓

　　详细资料：如果你的牙腐烂，就会在其下部形成一个充满脓的小洞。细菌就会从小洞中出来，去进攻牙本质，形成牙龈脓肿。这样，你的口中就会有难闻的脓味。哇！

你肯定不知道！

　　你的牙齿能承受227千克的冲力，那是3个成人的重量。你的一生中有两套牙齿，当你由小孩长大时，你的奶牙（或乳牙）会被新长出的恒牙顶掉。

还有更让你惊讶的呢！

▶ 大象虽然只有4个牙，但它一生中要换6次牙。当最后一套牙脱落后，就只好挨饿了。

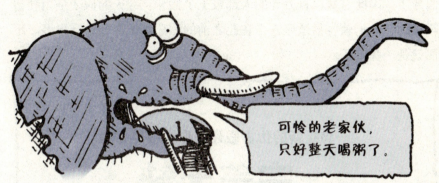

> 可怜的老家伙，
> 只好整天喝粥了。

▶ 只要需要，鳄鱼随时可以长出新牙。人要是能这样就方便多了，你可以很容易地对付校餐里那些像橡胶一样的食物了。

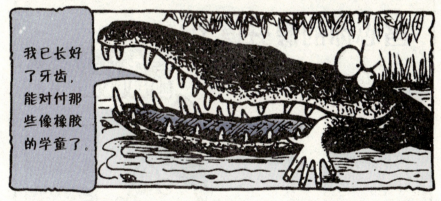

> 我已长好了牙齿，能对付那些像橡胶的学童了。

▶ 鲨鱼有12排牙，一旦有牙掉了，就会在原来的地方长出更多的牙。

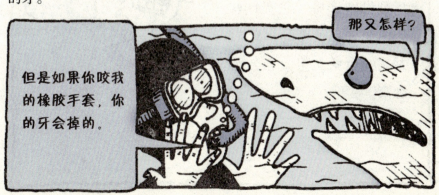

> 那又怎样？

> 但是如果你咬我的橡胶手套，你的牙会掉的。

令人不愉快的假牙

人的一生中只有两套牙齿，当它们不幸脱落后，我们就不得不装假牙了。因此有数以百万计的人都戴上了假牙。今天的假牙是用硬塑料做的，人们较容易适应它，在此之前的假牙则要令你难受得多。下面就是一些例子。

一种崭新的仿古假牙使你的嘴更亮丽!

完美无缺

你可用它来品尝历史

当心你的假牙掉了

试试这些吧，它们仿制真正的古罗马皇帝恺撒用过的假牙。有两种材料可供您选择——带有金色纹路的木质材料和带有光泽的金属材料。还有超豪华型供您选择，它有10%的成分来自死者的真牙，并用纯金做支架。它会让您笑口常开。

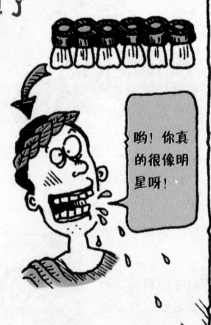

哟! 你真的很像明星呀!

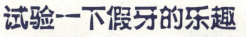

试验一下假牙的乐趣

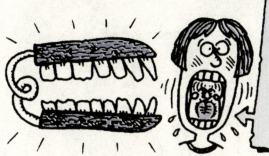

假牙上的弹簧弹力很大。因此你要时时闭紧嘴巴，以防它在不该笑的时刻把你的嘴巴突然弹开。

试一试美国第一任总统乔治·华盛顿（1739—1799）戴过的这种弹簧假牙吧。这些手工制作的精美的弹簧一定会使你自如地享用美食。

纯正麋鹿牙 ➡   ⬅ 纯正人牙

19世纪的塑料假牙有现货供应。100%的赛璐珞塑料。一定会令你的朋友们惊讶不已！

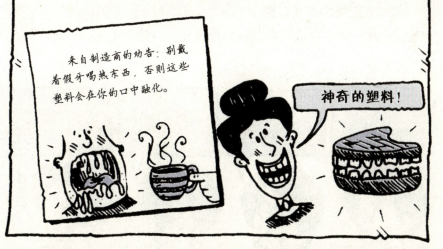

来自制造商的劝告：别戴着假牙喝热东西，否则这些塑料会在你的口中融化。

神奇的塑料！

当然能不戴假牙最好，而不戴假牙的办法就是保护好你口中现有的牙齿。

好奇怪的说法

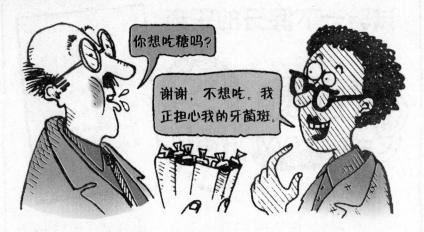

牙菌斑是不是公共建筑上的装饰图案?

答案

不是。这种斑是由细菌和少许食物混合粘在牙齿上形成的。

你只要把糖块放在口中含3分钟，藏匿在牙斑中的细菌就会开始把糖转化成一种酸，这种酸能腐蚀你的牙。一旦产生牙洞，就会引起剧烈的牙痛。

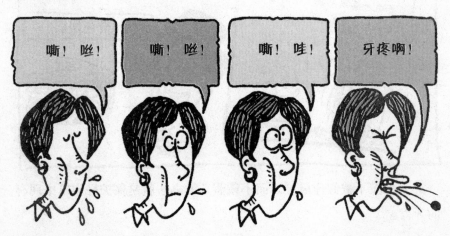

下面的方法将会帮助你保持牙齿清洁：

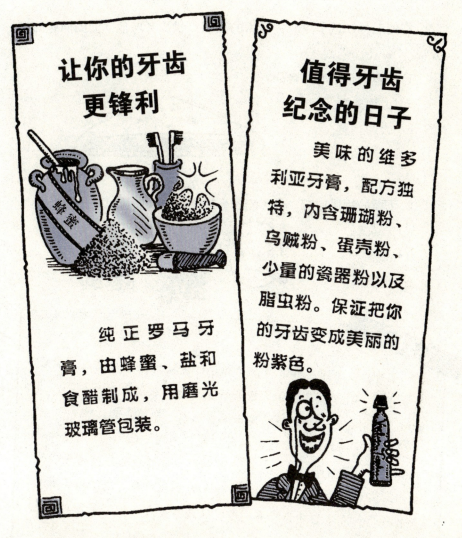

让你的牙齿更锋利

纯正罗马牙膏，由蜂蜜、盐和食醋制成，用磨光玻璃管包装。

值得牙齿纪念的日子

美味的维多利亚牙膏，配方独特，内含珊瑚粉、乌贼粉、蛋壳粉、少量的瓷器粉以及脂虫粉。保证把你的牙齿变成美丽的粉紫色。

下面还有一些明智的办法：

▶ 用丝棉把细菌从牙齿之间、牙龈附近以及一切可以藏匿的地方清除掉。

▶ 嚼一些无糖的东西使口腔产生唾液。唾液中含有能够消灭细菌所产生的酸的化学物质，有利于保护你的牙齿。

但千万不要在科学课上嚼东西。相反，你可以试试这样做。

考考你的老师

你的老师知道多少有关牙齿的知识？嗯，考考他下面的问题即见分晓。

1.10岁的孩子有几颗牙？

a）大约52颗。

b）大约12颗。

c）大约26颗。

2.下面的物质中哪一种不能作为现代牙膏的原材料？

a）石灰石。

b）海藻。

c）洗洁精。

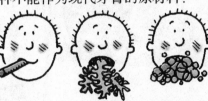

答案

1.a）假若你足够幸运，老师也许会被这道题难住。不管露没露出来，10岁孩子的恒牙已长好，只是藏在奶牙下面罢了。当你咬东西时，这些牙的振动发出弹吉他弦一样的声音。

2.这是一个有一定迷惑性的问题，问题中所列举的3种物质都是牙膏的原材料。石灰石被磨成细粉，在其中起到清洁牙齿的作用。海藻中含有藻酸盐，它能使牙膏混合均匀。洗洁精具有起泡的作用，有了它牙齿容易刷净。只是不要太多，否则满口都是泡沫。

吸溜睡液

想像一下那些你喜爱的食物：带有冒着热泡的上等干酪的大比萨饼、唑唑作响的多汁肉饼、脆皮炸鸡、一大盘炸土豆片。你能闻到这些新鲜食物的香味吗？应该能。只要想一想就会让你流口水，耳闻目睹食物的色、香、味，则更会令你垂涎欲滴。你的唾液已准备好了，随时供你享用。

唾液由6个唾液腺分泌出来——有两个在舌头下面，两个在上腭下面，两个在你的耳垂下面。当你患腮腺炎时，你两耳下面的唾液腺被细菌感染，引起面部肿胀。不过，你不要为肿胀而苦恼，振作起来，试一试这个最简单的去痛疗法：

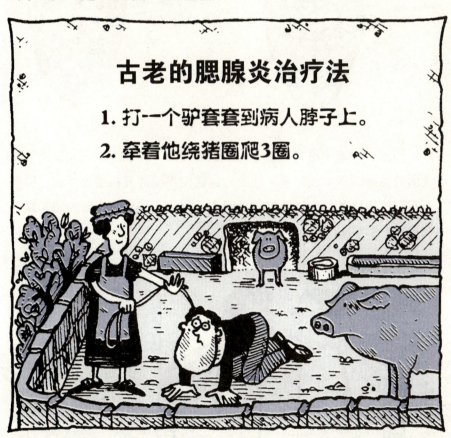

古老的腮腺炎治疗法

1. 打一个驴套套到病人脖子上。
2. 牵着他绕猪圈爬3圈。

经过这种令人无地自容的"治疗"，你就不会再为脸肿而苦恼了。你每天要产生1—1.5升的唾液。你应该把它都吞下去。有些人把它都吐掉了，这不仅令人讨厌，而且还是极大的浪费。让我们来看一看唾液都有什么用途。

你在口干舌燥、无水可喝的时候啃过干面包吗？那一定是令人非常不愉快的。唾液能把食物润湿，帮助你吞咽。唾液还能帮助你感受食物的味道，食物中的化学物质溶解后你才能尝到它的味道。当食物干燥时，其中有味的化合物无法与味蕾接触，因而显得没有味道。

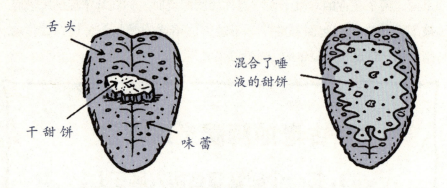

舌头

混合了唾液的甜饼

干甜饼

味蕾

当然，唾液中也有一些令人烦恼的成分，如黏液，它和你感冒时流出的鼻涕的基本成分是一样的。这就使得唾液显得黏糊糊的，以至于在它流出口外后你仍能把它吸回去。但你不必在这个时候演示这一有趣的科学事实。

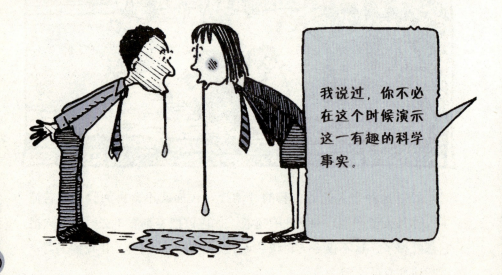

我说过，你不必在这个时候演示这一有趣的科学事实。

唾液中还有细菌。事实上，你的口腔中每时每刻都有上百万个细菌存在。很多细菌在你吞咽唾液时被你吃掉了，因而它们的生命也就完结了。啊，味道真美！令人称奇的是，唾液中同时含有能杀死其他细菌的化学物质，牙科医生发现唾液有利于口腔清洁，减少感染。

唾液中还含有一种由体内多余的蛋白质转化而成的叫尿素的废物。唾液中的尿素含量超过一定量时，唾液就会变黄，所以当你摄入过量的蛋白质时，你的唾液就会变黄。当你摄入过量的浓香蕉奶昔（即泡沫牛奶，将牛奶和冰激凌等混合后搅打至起泡的饮料）时，你的唾液一样会变黄。唾液中真正神奇的成分是酶，它能把碳水化合物分解成糖（碳水化合物，如淀粉，都是由糖分子聚合而成）。在后面的章节里你能更多地了解到酶。

养成好的吃饭习惯

这一些规定对孩子显得过于苛求了。

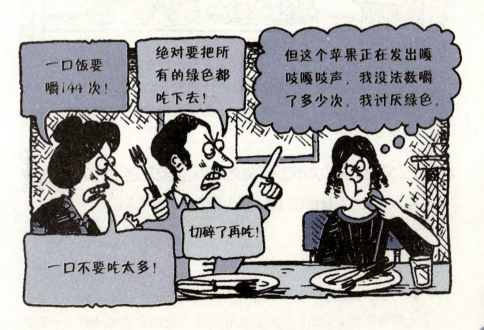

你肯定不知道！

1. 当你狼吞虎咽时，你很难想到与鸟相比你是多么幸运啊！你能通过食道的蠕动把食物从嘴送进胃里，而鸟则不能。从下面的图中可以看出两者的不同之处。因为鸟要小心翼翼地让食物滑到肚里，以防止从嘴里掉出去。

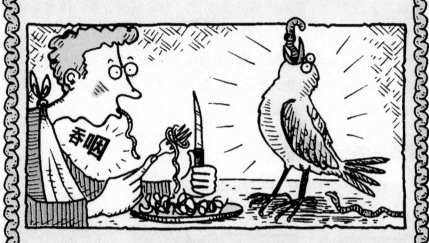

2. 有的人吞咽食物比较困难。他们的食管壁经常会挤到一起而把食物粘在半道上，这种情况多在吞咽过冷或过热的食物时发生。若先呷一口温水使食管的肌肉放松，即可避免这种情况。

吃饭太快才是最糟糕的事。千万别学下面这些人：

快食记录

▶ 你喜欢吃泡洋葱吗？如果不喜欢，当你听到唐纳贺1978年在加拿大的维多利亚创造出68秒内吃掉91个洋葱的世界纪录时，一定会感到很恐怖。

▶ 1986年，在纽约的罗切斯特，彼得·多德斯韦尔用31.27秒吃掉了144个梅脯。众所周知，梅脯中富含纤维，吃多了容易让人闹肚子。所以你可以想像出彼得的下一个世界纪录是什么……

▶ 同一年，在英国的黑尔斯欧文，彼得又创造了12秒吃掉91.44米意大利细面条的世界纪录。然后……我不说你也能猜到他将会做什么了。

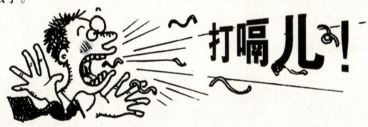

好奇怪的说法

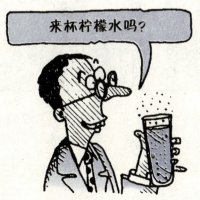

这有危险吗？

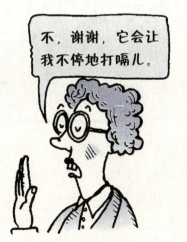

答案

没有危险。打嗝儿在英语中可以说成eructation，它是一种文雅和科学的用语，指的是让你胃里的空气从嘴里冲出来。口语中经常用burping这个词。因此那位女士说容易引起eructation，即打嗝儿，是没有什么危险的。

又大又好的嗝儿

响声冲天的嗝儿是在排放你吃饭时吞进去的空气。吃得快，或吃饭时说话多，嗝儿就会打得多。站起来更容易打嗝儿。你可以想像一下，在上流社会的酒会上，人们吃饭、聊天、喝气泡丰富的饮料，而且都站着吃喝，他们都想打嗝儿，又都怕不礼貌，那会是一种什么样的场面。

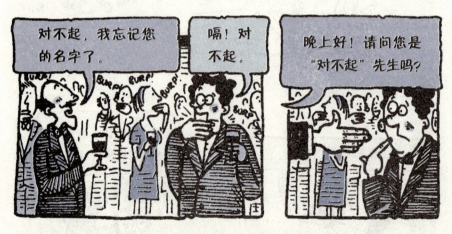

但是，如果你去过阿拉伯半岛，你就会发现，在那里饭后打响嗝儿被认为是好事儿。因为你已经把气体排放出来了。

祝贺你！这顿饭你没打嗝儿，也没有胃疼，更没有因打嗝儿把饭从鼻孔里喷出来。现在你要机警些哟，能保持住吗？

会说话的 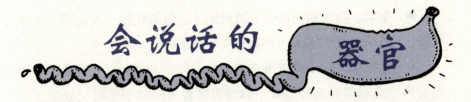 器官

你很有主见，能控制自己吃什么，是吗？但你体内的某些部件好像并不听你指挥。你左胸下面的一个大肌肉袋子就是这样，它会让你感觉很不舒服，令你眩晕欲吐，并不时发出咕噜咕噜的声音。它一直在摇晃。

胃的档案

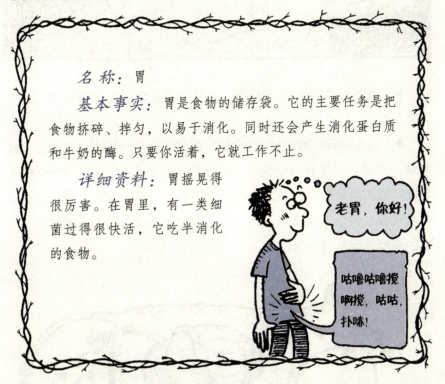

名　称：胃

基本事实：胃是食物的储存袋。它的主要任务是把食物挤碎、拌匀，以易于消化。同时还会产生消化蛋白质和牛奶的酶。只要你活着，它就工作不止。

详细资料：胃摇晃得很厉害。在胃里，有一类细菌过得很快活，它吃半消化的食物。

老胃，你好！

咕噜咕噜搅啊搅，咕咕，扑哧！

有关胃的统计资料

人的胃可容纳4升食物。不必介意，那不算啥。

▶ 你的胃要花60分钟才能消化掉一杯茶或一小块三明治。

▶ 牛奶、鸡蛋和肉需较长的时间才能被消化掉。消化掉一个煮鸡蛋、一个火腿三明治和一杯奶昔要3—4小时。

▶ 如果你想让你的胃更辛苦，你可以吃一个大三人套餐，外加汤和肉，之后再补充些水果。你的胃需要用6—7个小时去处置这些食物。

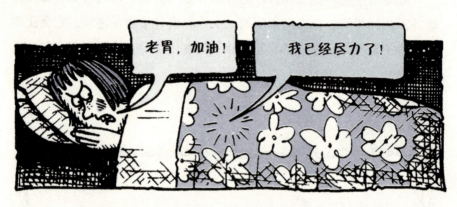

▶ 狼的胃可容纳4.5升食物。这是不是意味着它们必须得"狼吞虎咽"？

▶ 奶牛的胃可容纳182升食物。如果牛把食物都吐出来的话，可装满一澡盆。奶牛有一个优势，它实际上有4个胃。其中一个胃用来装刚吃进去的草料，准备以后再吐出来重新咀嚼。这种吐出来重新咀嚼的现象在科学上叫反刍。其他几个胃用来装反刍后的草糜。反刍之后的草糜更容易被消化。

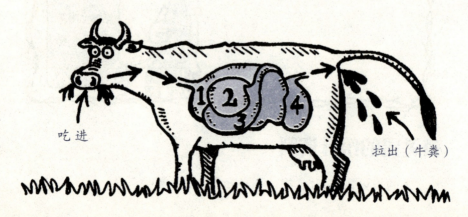

吃进

拉出（牛粪）

▶ 红树猴整天不停地吃树叶，它需要一个巨大的胃，所以它的胃占到体重的一半。如果人长这么大的胃，你真的要步履蹒跚了。

有关胃的知识测验

你对自己的胃知道多少呢？

1. 胃（stomach）的英文名称来自希腊文的喉头（throat）一词。 （对／错）

2. 胃中的蝴蝶这一俗语跟胃一点儿关系也没有。 （对／错）

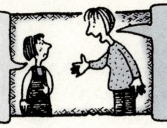

3. 没有胃照样生活。 （对／错）

4. 你可以一直不停地吃，直到你的胃爆炸为止。 （对／错）

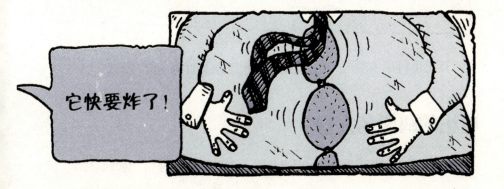

5. 若吃冰激凌，胃就会被冻住。 （对／错）

6. 当你睡着时，你的胃就不动了。 （对／错）

7. 你胃中产生一种强酸，能溶解一大堆骨头。 （对／错）

答案

1. 对。它让人怀疑希腊人到底知道多少个关于身体的英语单词。

2. 对。它由心脏的血管抽动而引起。你愈紧张，这种抽动就愈剧烈，但它和真正的蝴蝶没有关系。

3. 对。有些人没有胃却照样活着，但每天只能有规律地吃少量东西，不能多吃。

4. 错。不要担心，胃不可能爆炸。如果你的胃真的装得太满，它会从底部的开口把多余的食物放入肠子里去。但你千万不要因此而暴饮暴食。

5. 对。这种冻住实际上是不活动了，并没有真的结冰，却会让你的胃在半小时内不能蠕动。

6. 错。即使在你睡觉时你的胃也在缓慢地蠕动。事实上，如果你梦见吃东西，胃会以为梦是真的而分泌出额外的消化液。

7. 对。胃的内壁有3500多万个凹陷，能产生0.5%浓度的盐酸，这样浓度的酸足以在若干小时内把一大块食物溶解掉。一条大蟒蛇胃中的消化液甚至能把一整头猪化为食糜。工业上用更浓一些的盐酸来溶化废铁表面的镀锌。你千万不能在家做这种实验。

真正用科学实验对胃的内部活动进行探索的是一位科学家。

可怕的科学名人堂

拉扎罗·斯帕兰赞尼（1729—1799）国籍：意大利

聪明的拉扎罗一直想成为一名律师，但在他聪明的表姐劳拉·巴斯的影响下却成了一位科学家。事有凑巧，劳拉是当时世界上第一位女物理学教授，她把拉扎罗引荐给了她的同事。拉扎罗很快就对当时科学界的很多热点话题产生了兴趣，如：雷、电、云从哪里来，海绵体在哪里产生等。小朋友要记住，海绵体是一种海洋生物，不是蛋糕，也不是你洗澡用的海绵。

拉扎罗对任何事物都要亲自去证实一下。比如他听当地人说，意大利的凡塔索湖有一个巨大的旋涡，他就自己动手做了一个筏子，划进湖去，最后告诉人们湖里没有大旋涡。从1788年起，他开始迷上了火山。他爬过意大利的很多火山口，在西西里的爱特纳火山上，他被毒气熏倒而被营救人员抬下来。他十分勇敢地去爬沃克奴活火山，直到拐杖被烧着，脚被烧伤才退下来。

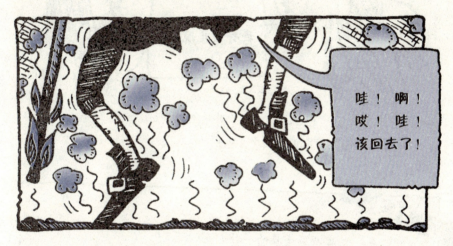

通过观察斯特罗姆波利火山，他终于发现了气体爆炸引起火山岩飞崩四散的秘密。

无论经历过多少次惊心动魄的场面，拉扎罗都不会停止他的科学实验。从1765年起，他开始对某些动物能在身体的一部分失去后又重新长出来的现象感兴趣。他切割了数以千计的鼻涕虫和蜥蜴，由此发现幼小动物失去部分身体更容易再生。他用同样大无畏的精神开始了对人的消化系统的研究。你能故意让自己生病，让自己感觉不舒服吗？拉扎罗能，为了科学实验，他能无数次让自己处于病态。

接下来他开始研究令人恶心的呕吐物。他在该项研究中有很多发现，其中之一就是胃酸可以溶解软骨，但要比溶解普通的肉花的时间长。

好奇怪的说法

一个大夫对另一个大夫说：

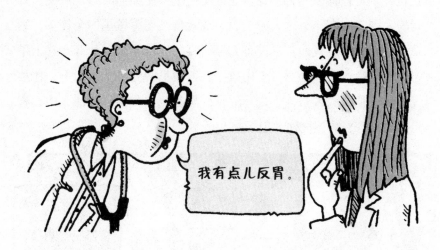

我有点儿反胃。

你应该给他治疗吗？

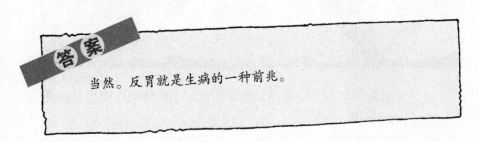

答案

当然。反胃就是生病的一种前兆。

反胃可能由下列原因引起：

a）惊吓。如观看某个科学实验。

b）看到令人恶心的东西或闻到令人恶心的味道。如一个令人恶心的科学实验。

c）如在校餐中吃了令人恶心的东西、食物中毒或者食物有细菌。

真奇怪，反胃还被医生用来描述心脏瓣膜反流。

有关呕吐的故事

你若感觉迷糊、脸色苍白、出汗，并且口中泛酸水，你可能就是要呕吐了，得赶快去洗手间。这时，你的胃及下腹部肌肉都绞在了一起，直至你胃中的半消化食物会从食道中喷出来。呕吐由大脑中的呕吐神经中枢控制。众所周知，惊吓易引起呕吐，科学家还不明白这是为什么。他们猜测当人受惊吓时，神经产生了一种令人反胃的化学物质。

你吐出什么样的东西取决于食物在你胃中停留的时间。如果时间较短（如数秒钟），则呕吐物和你吃进去的没多大区别。若你吃的是胡萝卜则更是如此。如果过几个小时，呕吐物则带有强烈的酸味。科学家把这样的呕吐物叫做食糜。

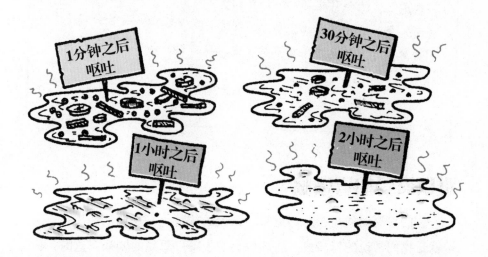

你能当科学家吗？

你倒立过吗？那真是十分难受。千万别那么做。如果那样，你胃中的半消化食物可能会"倒"出来。"倒"出的酸性混合物会严重烧伤你的食管，灼痛会使你觉得是心脏病发作。

这实际上是胃灼热，也叫烧心。有些人观察了运动时胃灼热的影响，方法是测量人在做1个小时的各种运动后流入食管的酸性胃汁的量。这些运动是：

a）跑步。

b）举重。

c）骑自行车。

你认为哪种运动引起的胃灼热最严重？

答案

a）可能是由于跑步上下振动，引起你胃里的东西上溅的缘故。骑自行车引起的胃灼热程度最轻。如果你吃过大餐之后立即躺在床上，就会引起胃灼热，可能是由于你躺下之后，胃中的东西流入食管所致。因此，参加完宴会，我有理由多待一会儿，否则就早点吃。不要在半夜参加宴会，或者把食品柜里的东西吃个精光。

难以忍受的胃溃疡

你的胃有时候也会经历磨难，最大的威胁之一是自己消化自己。这就是我们常说的胃溃疡。胃溃疡会引起难以忍受的剧痛，这时，你要吃点含碱性的东西来中和胃里的酸。

1. 一层厚厚的像果冻一样的黏液（黏糊糊的和鼻涕相似），它能防止酸从胃中漏出引起胃溃疡。

2. 一道由8亿个细胞挤在一起形成的防护墙，可挡住任何想逸出的酸。这些细胞每3天就更新一次，这就是说每3天你的胃就有一道崭新的粉红色的防线。

3. 如果你的胃液酸性太强，这些细胞就会分泌出一种叫碳酸氢盐的化学物质，它和你吃的胃药的成分一样。这种化学物质能中和胃液的酸性，使它不会伤害到胃。

一般说来，胃溃疡多发生在精神压力过大的成年人身上。

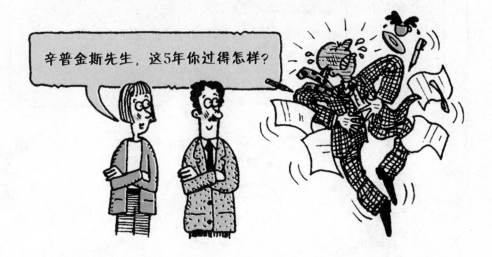

科学家认为，有一种细菌能破坏黏液保护层，使胃酸越过保护层，把胃壁消化掉一小点儿，形成小洞，即胃溃疡。真痛啊！

就在几分钟前我们提到过肠子，现在是离开胃回到肠子里去的时候了。从现在起，事情是愈来愈令人恶心了。

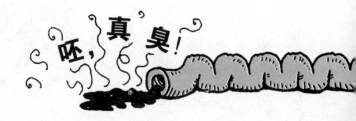

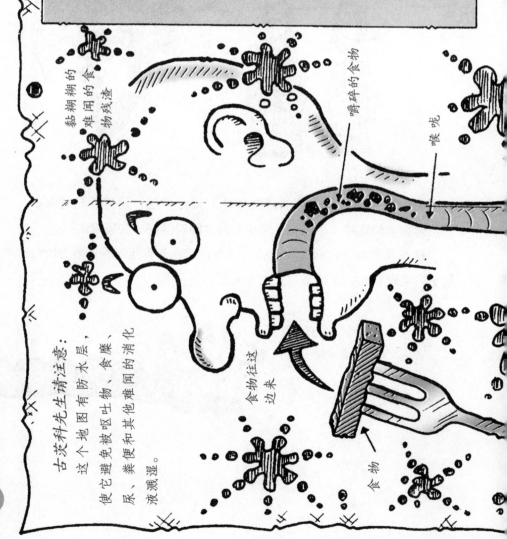

幽暗的肠间小路

欢迎到肠子里面来！这是你消化系统最神奇的部分，所有消化过程都在这里进行。脂肪、碳水化合物和蛋白质都在这里分解成小分子化合物被吸收进血液里。

还记得古茨科穿越肠子的勇敢旅行吗？这就是他用过的地图。它将帮助你学好这一章。

黏糊糊的难闻的食物残渣

嚼碎的食物

喉咙

古茨科先生请注意：这个地图有防水层，食物、食糜、尿、粪便和其他难闻的消化液浸湿。使它避免被呕吐物、

食物往这边来

食物

114

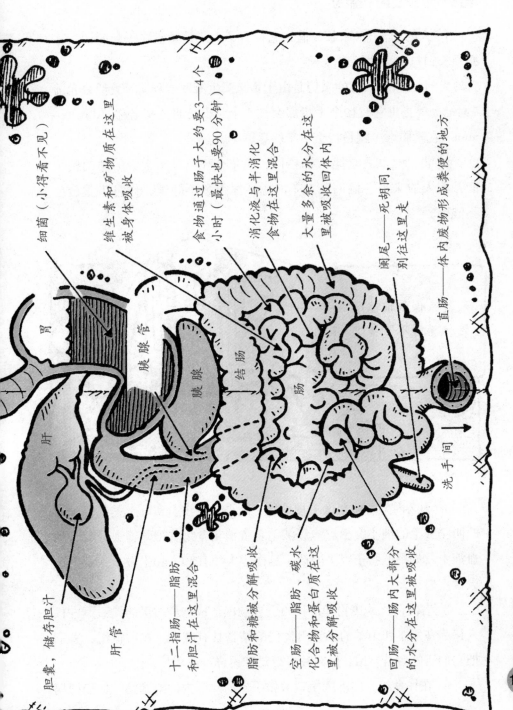

细菌（小得看不见）

维生素和矿物质在这里
被身体吸收

食物通过肠子大约要3～4个
小时（最快也要90分钟）

消化液与半消化
食物在这里混合

大量多余的水分在这
里被吸收回体内

阑尾——死胡同，
别往这里走

直肠——体内废物形成粪便的地方

胃

胰腺管

胰腺

结肠

肠

肝

胆管

肝

胆囊，储存胆汁

十二指肠——脂肪
和胆汁在这里混合

脂肪和糖被分解吸收

空肠——脂肪、碳水
化合物和蛋白质在这
里被分解吸收

回肠——肠内大部分
的水分在这里被吸收

洗手间

有关肠子的小趣闻

1. 人的肠子有9米长，假如它伸直了而不是紧盘在一起的话，你必须长到11米高才能装得下它。

2. 十二指肠名称的来历是由于希腊医生海罗费利斯（大约公元前4世纪）曾指出它有12个手指那么长（十二指肠的英文名称"duodenum"在希腊语中就是12个手指的意思）。

3. 古罗马和古希腊人都相信，观察杀死后献给上帝的羊的肠子能预测人的未来。他们认为羊的肠子显得愈不健康，你将来就会愈不健康。

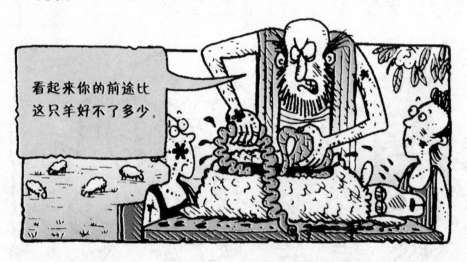

4. 小肠内部看起来像毛皮地毯。所谓"毛皮"实际上是数以千计的叫肠绒毛的细小突出点。肠绒毛负责消化食物并把营养成分吸收到血液中。如果把肠子熨平的话，总面积大约有20—40平方米，有一个大教室那么大。

5. 有时消化的废物和矿物质会在肠内形成一种讨厌的结石。古代人认为在绵羊和山羊的肠胃内发现的结石具有魔力。在17世纪，人们把它们研碎后当药用，但它和方形足球一样，没用！

6. 在15世纪，印度医生就敢做手术清除肠内的阻塞物。他们把病人的肠子切开，然后用大黑蚂蚁来缝合刀口。方法是：让大黑蚂蚁咬住切口的两边，然后把蚂蚁从脖子处切断。你的肠子并不感觉痛，只是有点儿疼挛。即使蚂蚁被多砍下一截，手术也不会伤害病人。

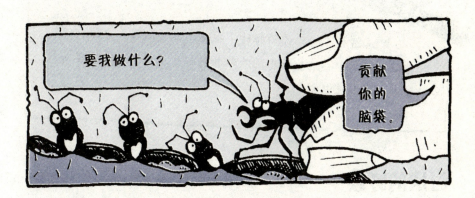

你敢不敢试试胆汁对脂肪起了什么作用？

所需材料：

▶ 洗洁精

▶ 一碗温水

▶ 食用油

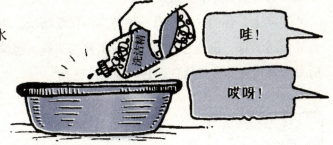

实验步骤：

1. 把少量的食用油倒入水中，油就浮在水面上，这和你肠子中的油是一样的。

2. 向水中加一滴洗洁精，暂且当胆汁用。然后快速地搅拌这种混合物。

有什么现象发生呢？

a）油沉到碗底形成一种污物。

b）油、洗洁精和水混合在一起了，并形成无数小泡。

c）油、洗洁精和水混合在一起形成大泡，且这些大泡不易爆裂。

答案

　　b）洗洁精（好比你的胆汁）把食用油（脂肪）分解，使其容易融合在水中。这与肠中的液体相类似，这样，脂肪就容易被肠壁吸收到血液中去。

讨厌的呼唤

　　你可能会奇怪：身体是怎样把这些动作都控制自如的？为什么你的肠子中没有发生意外情况，比如说一部分食物停在路上不动，而使得晚餐的其余部分堆在后面呢？

　　事实上，你的血液中有一种特殊的化学物质，叫激素，能在身体各处传递消息，正是它控制着这项重要的工作。想像一下，假如你能听见激素传递的这些消息，它们会说些什么？

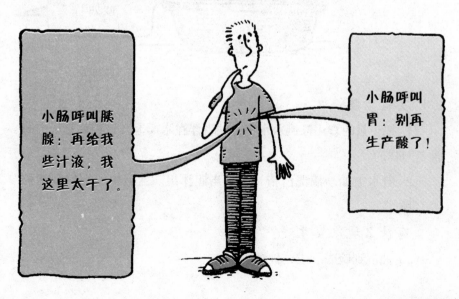

小肠呼叫胰腺：再给我些汁液，我这里太干了。

小肠呼叫胃：别再生产酸了！

还有一种激素，叫胆囊收缩素，假设我们能让它自己说话：

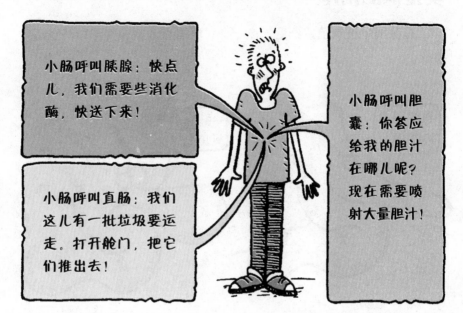

小肠呼叫胰腺：快点儿，我们需要些消化酶，快送下来！

小肠呼叫胆囊：你答应给我的胆汁在哪儿呢？现在需要喷射大量胆汁！

小肠呼叫直肠：我们这儿有一批垃圾要运走。打开舱门，把它们推出去！

与此同时，肠子也正加紧通过像电话线一样的神经与各处联系。让我们再听几段它们的对话吧：

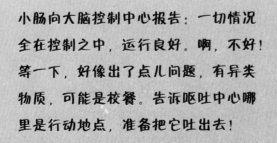

小肠向大脑控制中心报告：一切情况全在控制之中，运行良好。啊，不好！等一下，好像出了点儿问题，有异类物质，可能是校餐。告诉呕吐中心哪里是行动地点，准备把它吐出去！

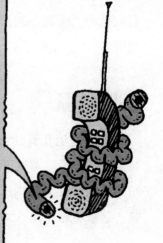

爱抱怨的阑尾

有时阑尾被细菌感染后，像一个讨厌的充满脓的气球，甚至还会爆炸。

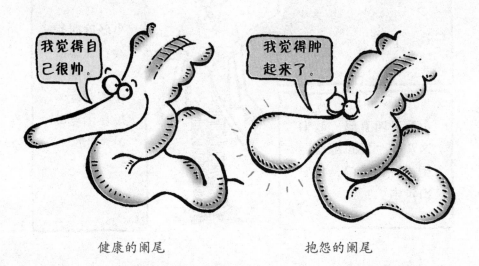

健康的阑尾　　　　　　　　抱怨的阑尾

这种吓人的病叫阑尾炎，病情严重时，必须把阑尾切除。但是如果细菌感染得不太严重，人体内的白细胞会吃掉大部分的细菌，阑尾炎就会有所好转。如果细菌又繁殖起来，疼痛就加剧。这种好玩的状态被称为"爱抱怨的阑尾"。但事情也许还会更糟，使结肠处于危险之中。

切除结肠

大肠是消化管的最下段，长1.5米，包括盲肠、结肠和直肠。结肠又叫"冒号"（英语中"colon"这个词有结肠和冒号两个意思）。结肠用来储存即将排出体外的大便，同时将其中剩余的水分由肠壁吸收。这就能避免你一辈子都在厕所里拉肚子。

技艺高超的外科医生威廉·阿巴思诺特·莱恩（1856—1942）热衷于跳舞和设计新型的手术器械。但是他不怎么喜欢结肠，认为它不仅毫无用处，而且当细菌跑出结肠在体内感染时，还能引发疾病。他宣称患结肠病的人已经离坟墓不远了，还说结肠处于危险状态的人伴有感冒、耳朵呈蓝色、鼻子冰凉、手心冒冷汗等症状。

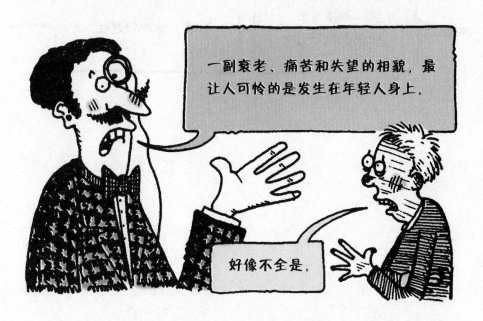

一副衰老、痛苦和失望的相貌，最让人可怜的是发生在年轻人身上。

好像不全是。

噢，威廉可是非常了解结肠的。他因发现结肠的突然扭曲和翻搅现象而享有声誉，现在这种现象被称为"莱恩扭结"。

出于对病人外貌的关心，威廉发明了一种手术，可以把调皮捣蛋的结肠切掉。如果自愿上当者、倒霉的病人不大在乎手术后果的话，这样倒也挺好。手术的后果之一是，从此以后病人的肠子上永远有个孔，大便从那儿排出到一个口袋里。天啊！幸运的是其他的医生批评莱恩施行这种不必要的手术。于是，莱恩的结肠治疗法便画上了冒号，噢，对不起，是画上了句号。

现在，让我们再回到肠子里去，那里热气腾腾的，还咕噜咕噜地冒着气泡呢，各种神秘的化学反应开始了。

你的肠子里是不是正咝咝地响着呢？我们最好现在就去看看吧！

> 我要看下一章，是不是来晚了？

> 不晚，你刚好赶上。

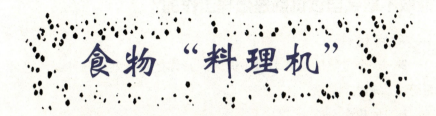

食物"料理机"

如果你往自己的身体里面看，就会看到一堆令人毛骨悚然的骨头、肌肉和新鲜血液。如果你再走近些看，就能看见一团咝咝作响的、正在进行的化学反应，这些反应会让大多数化学家忌妒得眼珠子发绿。这些化学反应都有酶的参与，没有酶消化就不能进行，你也就会面临无可挽回的损失。反之，你就会身体舒适，精神愉快。那么酶一天到晚都在干些什么呢？

酶的档案

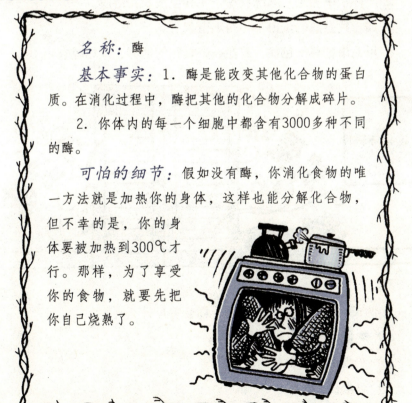

名 称：酶

基本事实：1. 酶是能改变其他化合物的蛋白质。在消化过程中，酶把其他的化合物分解成碎片。

2. 你体内的每一个细胞中都含有3000多种不同的酶。

可怕的细节：假如没有酶，你消化食物的唯一方法就是加热你的身体，这样也能分解化合物，但不幸的是，你的身体要被加热到300℃才行。那样，为了享受你的食物，就要先把你自己烧熟了。

你敢不敢亲自试试酶是怎样工作的？

所需材料：

▶ 一个煮熟的硬壳鸡蛋（请大人帮你把鸡蛋煮10分钟），把鸡蛋晾凉后剥去鸡蛋壳

▶ 加酶洗衣粉

▶ 一个杯子

▶ 一个小匙子

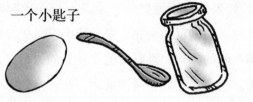
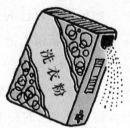

实验步骤：

1. 往杯子中加入8匙温水。

2. 向杯子中加进一匙洗衣粉，搅拌至洗衣粉溶解。

3. 加一片煮熟的蛋白（不是鸡蛋黄）。

4. 用毛巾把杯子包住，放在一个暖和的地方，比如晾衣柜中。

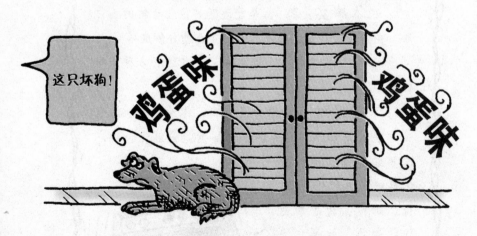

5. 两天后，看一下那块蛋白，你会看见什么呢？

a）鸡蛋白变成可怕的黄褐色。

b）鸡蛋白变成白色的液体。

c）鸡蛋白变小了。

答案

　　c）洗衣粉中含有酶，能把鸡蛋中的蛋白质分解成较小的能溶解在水中的化学物质。这就是在你肠子中发生的化学反应。

你肯定不知道！

　　你肠子中的酶在分解化合物的同时能产生热量。因此，驾驶雪橇的人在最寒冷的天气里给他们的狗喂黄油。黄油在酶的作用下被消化，足以产生让狗保暖所需的热量。酶产生了热量。让我们参观这样几个产生热量的地方。

胰腺的档案

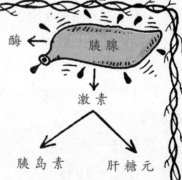

　　名　称：胰腺

　　基本事实：胰腺像个化工厂，喷出各种酶来消化碳水化合物、脂肪和蛋白质。它每天产生1.5升消化液。

　　可怕的细节：胰腺能产生两种激素——胰岛素和肝糖元，它们控制输送到肌肉里并为之提供能量的糖。缺少胰岛素会引起可怕的疾病——糖尿病。

谁是名副其实的获奖者?

科学家们努力探索了好多年,最后终于有了伟大的发现。

但是究竟谁应该得到发现的荣誉呢?就拿胰岛素的发现来说,胰岛素被发现后,用于糖尿病患者的治疗,挽救了成千上万人的生命。瑞典有个委员会要颁发1923年的诺贝尔医学奖,但是应该把这项荣誉给谁呢?下面是几个主要竞争者的情况:

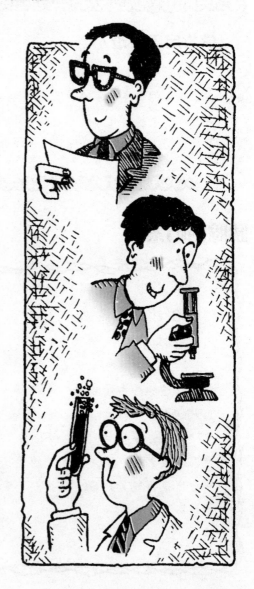

弗雷德里克·班廷

(1881—1941)

第一次世界大战中的英雄,和当时许多科学家一样,坚信在胰腺中有某种东西能阻止糖尿病的发生。他在1922年发现了胰岛素。

查尔士·贝司特

(1899—1978)

一个卓有才干的实验助手,帮助班廷进行研究。他勇敢地和班廷相互注射胰岛素,以证实给人注射胰岛素是安全的。

詹姆士·科利普

(1892—1965)

一个天才的化学家。他教班廷和贝司特怎样提取适合于给人注射的、纯净的胰岛素。

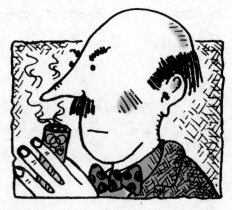

约翰·麦克劳德

（1876—1935）

他是班廷和贝司特在加拿大工作的实验室的负责人。发现胰岛素时，他正在度假。

有两个人同时获得了1923年令人瞩目的诺贝尔医学奖，是哪两位?

答案

是麦克劳德和班廷。尽管麦克劳德当时正在度假，但因为他是实验室的负责人，所以荣誉授予了他。这件事足以证明在科学研究上也可能是极不公平的。令人高兴的是麦克劳德决定把他的奖金分给科利普，同时班廷慷慨地和贝司特平分了自己的奖金。

肝脏的档案

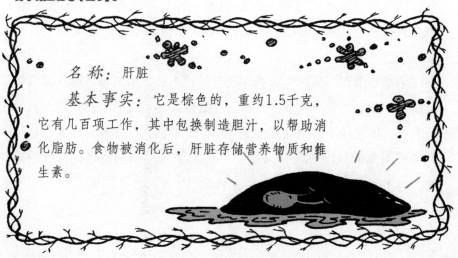

名　称：肝脏

基本事实：它是棕色的，重约1.5千克，它有几百项工作，其中包换制造胆汁，以帮助消化脂肪。食物被消化后，肝脏存储营养物质和维生素。

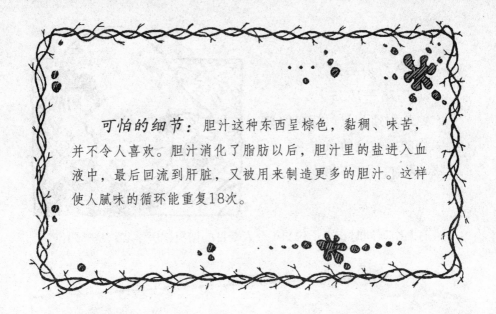

可怕的细节：胆汁这种东西呈棕色，黏稠、味苦，并不令人喜欢。胆汁消化了脂肪以后，胆汁里的盐进入血液中，最后回流到肝脏，又被用来制造更多的胆汁。这样使人腻味的循环能重复18次。

在探索肝脏秘密的过程中，有一个人起了极为重要的作用。

可怕的科学名人堂

克劳德·伯纳德（1813—1878）国籍：法国

伯纳德是一个卑贱的摘葡萄工人的儿子，但到他去世时，他是第一个享受最隆重葬礼的法国科学家。噢，既然那时他已经没有知觉，用"享受"也许不恰当。伯纳德年轻时并没有想当科学家，他想当剧作家。但幸运的是（对科学而言）他的剧本写得太糟，只好改行学医。

伯纳德发现，碳水化合物在消化过程中被分解成糖，胆汁能分解脂肪，进而他发现肝脏能产生糖。他给他养的狗吃糖，然后切开狗的肝脏，在那里他不可思议地发现了糖。伯纳德夫人却和许多人一样，认为伯纳德的实验对动物太残忍。狗的主人都不让他靠近自己的宠物。由于缺少实验对象，他的研究计划很快就陷入了困境。

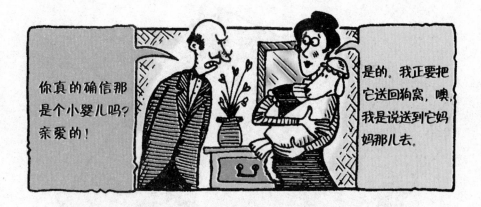

于是伯纳德就偷狗来做实验。一天，一只偷来的狗从实验室中逃出，跑回到它主人的家里。很不幸，它的主人碰巧是警察局局长，他问了些让伯纳德尴尬的问题。

你觉得后来会发生什么事？

a）伯纳德因为虐待狗而被判处服3年苦役。伯纳德夫人是主要的控方证人。

b）科学家在付了高额罚金，并给当地"流浪狗之家"捐了一大笔钱之后，被释放了。

c）伯纳德点头哈腰地一个劲儿道歉，被予以警告后释放了。

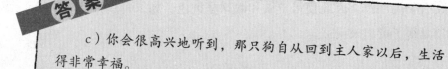

c）你会很高兴地听到，那只狗自从回到主人家以后，生活得非常幸福。

痛苦的肝病

在古巴比伦，人们用一种可笑的方法检查病人得了什么样的肝病。让我们来看一看这块古代的石板吧。

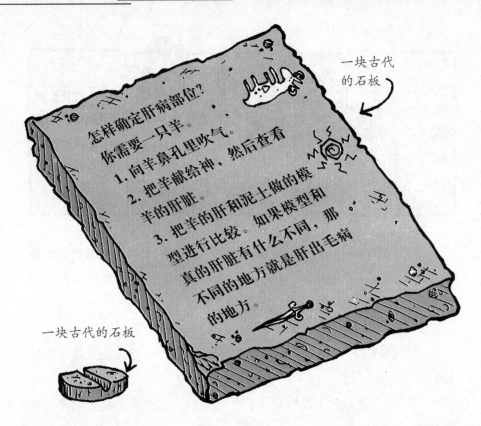

怎样确定肝病部位?

你需要一只羊。

向羊鼻孔里吹气。

1. 把羊献给神，然后查看羊的肝脏。

2. 把羊的肝和泥土做的模型的肝脏。

3. 把羊的肝和泥土做的模型进行比较。如果模型和真的肝脏有什么不同，那不同的地方就是肝出毛病的地方。

一块古代的石板

一块古代的石板

像在肠子里一样，结石也会在肝脏中形成。它们在那里并没有什么害处，除非个头儿太大了，阻挡胆汁流到肠子里。一旦出现堵塞，胆汁就会漏到血液中，渗进皮肤和眼球里。胆汁的颜色来自肝脏里剩余化合物的颜色，因此使得皮肤和眼球呈黄色。如果有这种症状，就知道是得了黄疸病。

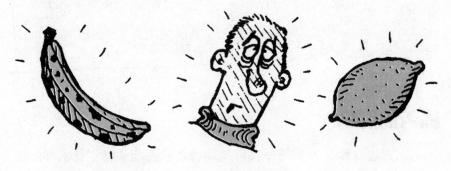

你能指出这些物体中哪一个有黄疸病吗?

如今，外科医生都能够很容易地打碎结石，或者在情况变得糟糕时，动一个小手术切除胆囊。与此同时，你的身体还在不停地忙着，要把你好不容易消化的食物用光。

液体的能量

你的血液载着从食物中消化吸收的、稀糊糊的化合物流向身体的各个部分。它们在肌肉中被撕碎，同时产生热量供你使用。我们来测一下身体消耗的热量，以千焦为单位。

你肯定不知道！

　　一个9—11岁的男孩一天需要9500千焦热量的食物，而一个12—14岁的男孩要增加到11 000千焦的热量。一个9—11岁的女孩需要8500千焦的热量，12—14岁的女孩需要9000千焦的热量。那么，为什么女孩需要的热量较少呢？这是因为有些女孩子个头儿小，或者运动量比男孩子少些，也可能只是因为她们不那么贪吃。

和下面的数字比较一下：

▶ 一只金丝雀一天只需46千焦的热量，有了这么多热量，就不用飞离栖身的树枝到处去觅食了。

▶ 一头大象消耗巨大，一天需用光385 000千焦的热量。

▶ 一枚火箭升入太空需要100 000 000千焦的热量。

你有点儿糊涂了吧？也许下面这个小测验会帮助你消化上面这些数据。

能量测验

找出每一种活动所需要的食物，使这种食物恰好能提供足够的能量。

活 动	食 物
1. 铲雪1小时。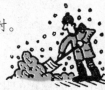	a）一杯牛奶含418千焦的热量。
2. 骑自行车10分钟。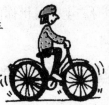	b）4个苹果含840千焦的热量。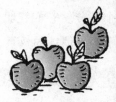
3. 擦地20分钟。	c）一块巧克力含1255千焦的热量。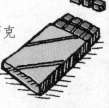
4. 绕游泳池游4分钟，但不能碰到池壁。	d）一片抹黄油的吐司面包含314千焦的热量。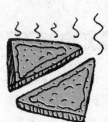
5. 跳舞10分钟。	e）300克香肠含3000千焦的热量。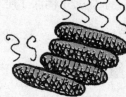

警 告

如果你吃饭太少，你就会感到饥饿难忍，身体虚弱，头重脚轻，甚至还会晕倒。如果吃得太多了，又会脂肪过剩。

答案

　　1. e）香肠中的脂肪具有足够的热量，完全能满足你在瑟瑟寒风中铲雪的需要。

　　2. d）你睡75分钟的觉也要用这么多的能量。

　　3. b）尽管你想在擦地后得到的奖赏不仅仅是苹果。

　　4. c）现在你们在谈论，你打扫房间1个小时和坐3个小时答科学课试卷要用同样多的能量。你们是不是更愿意打扫房间？

　　5. a）你看75分钟电视才能用光这些能量。

一个关于热量的问题

　　身体在消耗能量的同时还会发热，所以你跑步后常感觉非常热，浑身冒汗。我们每天产生的热量与燃烧500克煤产生的热量一样多。12个人坐在一间屋内散发的热量和一个小电炉差不多。幸运的是血液把热量带到皮肤，然后通过皮肤的毛孔散发到空气中。啊，这可让人放心了！

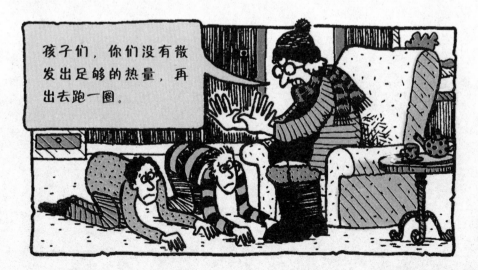

孩子们，你们没有散发出足够的热量，再出去跑一圈。

　　有时候，热量能把身体中的水以汗的形式带出体外，这样也能使你的体温降下来。但是如果你体内的水实在太多，还可以用另一种方法摆脱它。你知道那是什么方法吗？

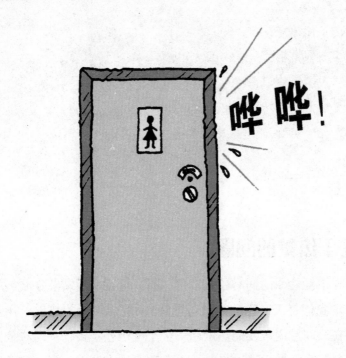

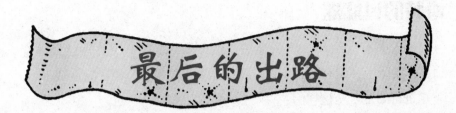

最后的出路

你永远无法逃避洗手间，主要原因是，它用威力无比的磁性吸引力，命令你到时候就要出现在那儿。你吃的早餐一旦进入你的消化系统，事情就会按步骤进行下去。不管你有多忙，即使紧张的科学课考试，都不会影响它，你尽管做你该做的事。

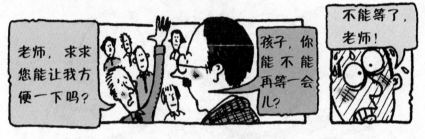

这是什么道理呢？这还要从一对关键的器官——肾讲起……

肾的档案

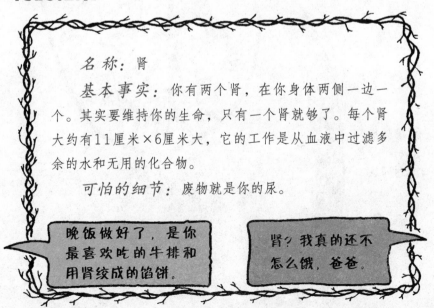

名　称：肾

基本事实：你有两个肾，在你身体两侧一边一个。其实要维持你的生命，只有一个肾就够了。每个肾大约有11厘米×6厘米大，它的工作是从血液中过滤多余的水和无用的化合物。

可怕的细节：废物就是你的尿。

晚饭做好了，是你最喜欢吃的牛排和用肾绞成的馅饼。

肾？我真的还不怎么饿，爸爸。

135

奇特的过滤器

　　每天共有大约2000升的血液流经你的肾。哦，也许你已经注意到，你实际上并没有那么多血，我们是说反复多次流经肾的血液。

　　进行的过程是这样的：

　　把你的肾想像成一对奇特的咖啡过滤器（它确实要像过滤咖啡一样过滤别的东西）。

左肾

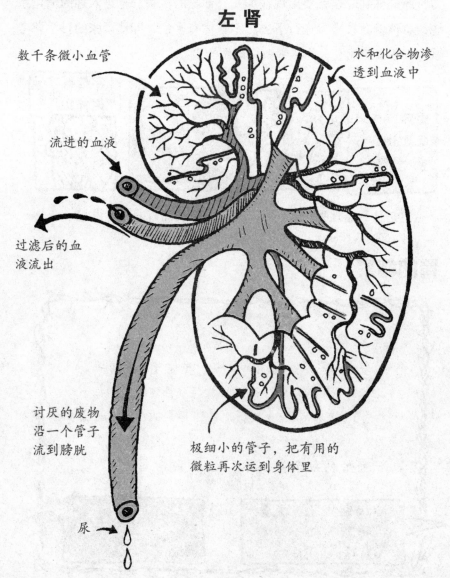

数千条微小血管

水和化合物渗透到血液中

流进的血液

过滤后的血液流出

讨厌的废物沿一个管子流到膀胱

极细小的管子，把有用的微粒再次运到身体里

尿

你肯定不知道！

肾有缺损的人可以安上一个人造肾，这就是我们知道的透析。第一个人造肾是1914年由美国科学家在巴尔的摩制造的。从身体里流出的血液通过一个管子，在管子里废物能像在真正的肾里一样被过滤。

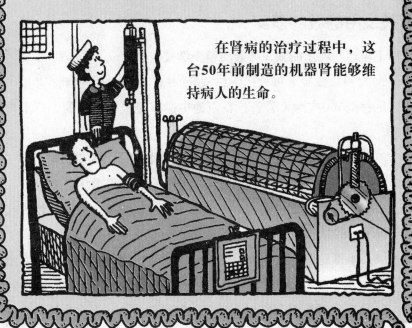

在肾病的治疗过程中，这台50年前制造的机器肾能够维持病人的生命。

好奇怪的说法

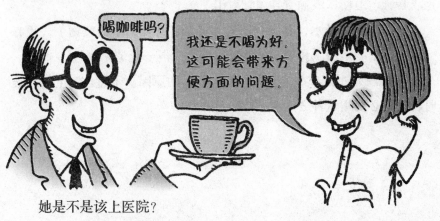

喝咖啡吗？

我还是不喝为好。这可能会带来方便方面的问题。

她是不是该上医院？

答案

不是。这只是撒尿文雅一点儿的说法。咖啡含有一种化合物，能阻止肾从尿中回收过多水分，从而不再产生更多的尿。

有关没用的尿的事实

下面这些没用的知识能轰动整个学校：

1. 大多数成年人每天产生1—2升的尿，那么一生中就产生40 000升，足够洗500次澡（警告：在浴池中撒尿是极不道德的，更不要说500次）。

2. 当膀胱存有0.3升尿时，你就会感觉装满了，需要撒尿。

3. 当膀胱充满时，它的四壁伸展开，直到薄得像洋葱皮。

4. 膀胱下端的出口是由大脑控制的，所以你不会尿湿自己的衣服（至少不会经常尿湿）。

婴儿不懂这些，因而要给他们垫上尿布。你睡着时，大脑发出信息锁上这个出口，以避免在夜里发生一次小小的灾难。

5. 你在上厕所时常常屏住呼吸（确实如此，你下次小便时注意一下），这样可以使得横膈（肝脏上方的一块肌肉）向下推你的肚子，挤压膀胱，迫使尿液顺着导尿管射出。

6. 尿的96%是水，其余是尿素（这是你身体产生的废物），还有一点儿多余的蛋白质和盐。虽然味道难闻，但一般是无菌的。

7. 这就是军人在战场上用尿清洗伤口的原因。不过你身上被划破时，没有必要用这种方法洗伤口。

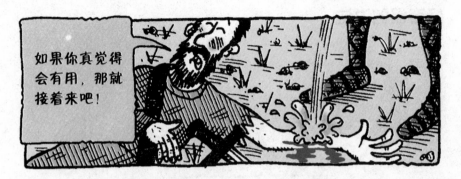

8. 大多数时候尿呈黄色，那是尿素的颜色。但有时也可能变成不同的颜色，比如变成红色。当你吃了太多的甜菜根时，尿就会呈红色。这样的知识有时竟会有难以置信的用处。

没用的泌尿科医生

有时你的医生会要一份你的尿样，以帮助查出某些疾病。几百年来医生们一直认为通过察看病人的尿能够断定任何一种疾病。有的医生甚至还要亲口尝尿，是真的！

中世纪西班牙科尔多瓦有个泌尿医生叫阿诺德，他说：

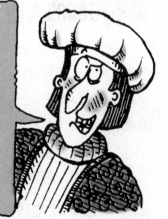

如果病人的尿没有任何问题，而他还是一个劲儿地喊头疼，就告诉他肝脏有阻塞，持续不断地谈阻塞。病人不懂这个词，但听起来好像很重要。

当然，现在的医生不喜欢那样做了。他们不愿意多说话，只把病人搞糊涂了事，对吧？

好奇怪的说法

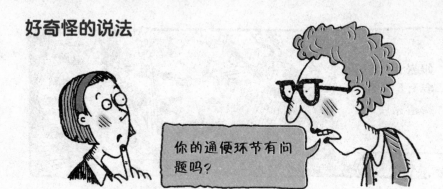

> 你的通便环节有问题吗?

他应该怎样回答? 提示: 这个问题跟圣诞节时的彩色纸链无关,那只是些装饰品。

答案

通便是文雅的医学词汇,是指大便。大多数人一天有一次或两天有一次大便。有的人纤维吃得很多,一天大便5次。他们真是浪费,把"财富"统统都送进马桶了。

臭不可闻的大便

你是不是还记得前面说过的,所有那些消化后的废物都堆积在结肠里? 嗯,它们得走一段时间。每天有一部分要被推出肛门*。一个小孩子每天大约排出150克大便,其中有1/3是水分,其余的是食物中的废物(太好了),像纤维和死细菌。

　*肛门(anus)是屁股上排出废物的孔。不要把它和遥远的行星天王星(Uranus)弄混。你肯定不希望你的肛门在那么远的地方。

你能当科学家吗?

你是个医生,有两个病人来找你。其中一个人说:"医生! 医生! 不好了,我的大便是红的!"

1. 你会怎么回答?

a）那是血，你一星期内就会死亡。

b）你的肝有毛病，把胆汁变成了红色的。

c）别吃太多的西红柿。

另一个病人说："医生！医生！不好了，我的大便是蓝色的！"

2. 你会怎么说?

a）你得了罕见的结肠病。

b）那是不可能的，你肯定是外国人。

c）别再吃黑莓了。

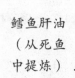

1. c）；2. c）。

治疗便秘

当你急不可待时，你以为你的身体会帮助你，让你感觉舒服些，其实并非如此。迷走神经因为某种原因没有从大脑发出信号指示你去洗手间，结果大便就会堆积在结肠，水分又重新被吸收进血液中，于是大便变得很干，满满地挤在一起，就形成了便秘。要把它排出来很痛苦，这真是让人烦恼。另外，还有些让人担心的事，有时情绪紧张能加快肠子蠕动，造成腹泻和多放屁。

如果这种事发生在你身上，你可能愿意试试由威廉·阿巴思诺特·莱恩享有专利的便秘治疗法：

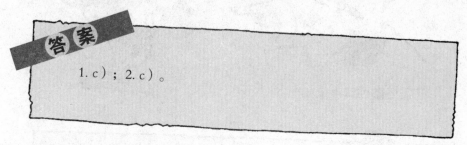

鳕鱼肝油
（从死鱼
中提炼）

橄榄油

液体煤油
（灯的最
理想燃料）

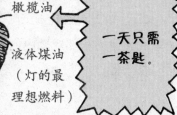

一天只需
一茶匙。

　　煤油的作用类似于给生锈的自行车链子上油，使得大便又可以移动起来。不过，再想一想，还是不用它为好，你并不想把你的肠子变成煤油灯，是不是？而且你的肠子中早已经有了足够的可怕的气体。

好奇怪的说法

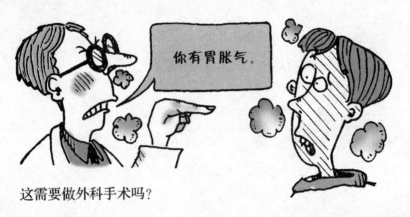

你有胃胀气。

这需要做外科手术吗？

答案

　　不用，只要用衣服夹子夹住鼻子就行。胃胀气是放屁的科学名称。虽然这个词听起来像是"放平之"，尽管你把"胃胀气"治好了以后确实感到肚子平坦舒服了许多，却和"平坦"没有关系。

10件你一直想知道又不敢打听的臭事儿

　　1. 国王和王后放屁，总统和皇帝也放屁。小孩子放屁，据说老师偶尔也放屁。区别只在于他们放出的量的多少，相隔时间的长短和声音的大小。

　　2. 已知古希腊戏剧家阿里斯托芬（约前448—前380）第一个描述了放屁，他的一部戏剧中的人物说："我的风像霹雳一样炸开了。"听起来挺恶心。

3. 放屁只是你身体排出气体的方法，这些气体是因为吃饭太快或边吃饭边说话时吞下去的，或者是咽下了有气泡的唾沫。当然你打饱嗝时能排出一些气体，你打嗝越多，放屁就越少。但你最好别在吃饭时向家里人讲解这条重要的定律。

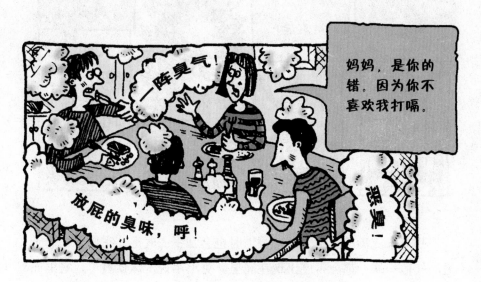

4. 气体在肠子里与大便混合在一起。如果有许多气体，大便就会浮起来。

5. 有一伙无畏的科学家令人吃惊地分析了屁的化学成分。（他们戴没戴防毒面罩？）他们勇敢地发现屁由5种不同的气体混合而成，其中大部分是氮气（59%），这是一种悬浮在空气中的乏味的气体，除非在有人放屁的时候，平时没有人对它太在意。

6. 屁的气味是由吲哚和甲基吲哚的化合物散发出来的，这些化合物是细菌吃食物中的蛋白质时产生的。

7. 当从不同食物中产生的各种化合物在肠子中聚集在一起时，屁中就会形成一种叫硫化氢的气体。你通过屁和臭鸡蛋的气味很像这个事实，就能明白这一点。

这是个坏消息，不仅仅是指在人际交往方面。因为硫化氢有毒，所以当它太多时，就与空气中的氧气混合发生化学反应，引起爆炸！

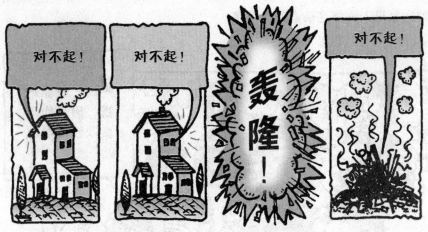

炸薯条充满小气泡，嚼口香糖时也会咽下去气泡，它们和炸薯条里的气体一样，都会再度出现在屁里。更不用说泡沫饮料了，它里面全是气泡。

8. 豆子、普鲁士芽、菜花和糠里含有一种碳水化合物，肠子里的细菌能把它变成气体。科学家认为肉里含有很多能产生最恶臭难闻的屁的化学物质。

9. 美国的宇航员在进行太空飞行之前，被禁止吃某些食物，尤其是豆子。你能想像吗——在10天的太空飞行中被关在狭小的太空船里，而且和你在一起的人有爱放屁的毛病？

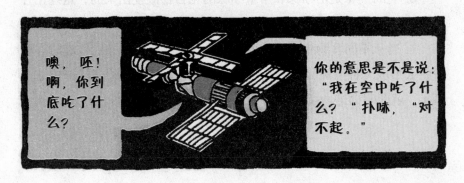

10. 还要提醒你，空中飞行能让人放屁。当飞机升空时，乘客周围的压力下降，导致肠子中的气体膨胀，结果就是——得了，我想你已经猜出来了。

为了摆脱排泄物恼人的气味，人们做出了一种并非昙花一现的发明。

冲洗成功

1. 第一个能用水冲洗的厕所出现在克利特岛的科诺索斯，这个有3500年历史的厕所甚至还有个塞子，放下塞子可以阻止臭味从下水道反上来。

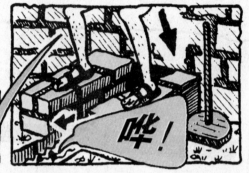

2. 中世纪许多人家的厕所只不过是在地上挖个坑，上面架个中间有孔的木板，臭味扑鼻。

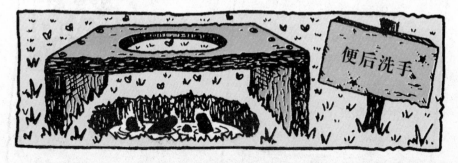

3. 在1590年，英国人约翰·哈灵顿先生发明了一个能用水冲洗的厕所。

4. 约瑟夫·布朗姆在1778年设计发明了能自动充满水的水箱和带U形弯管的马桶。从那时开始，抽水马桶才真正被广泛使用。

145

5.渐渐地，抽水马桶越来越流行，人们只要是买得起都要使用它。但是随之又产生了新的问题。

空气中的臭味

这个问题曾经一度恶化，而且越来越严重，臭味越来越大。每过一年，情况就变得更让人难以忍受，更令人恐怖。伦敦，这个世界上最文明的城市，已经不只是空气不好，简直变得臭气熏天了。到19世纪50年代，伦敦到处充斥着下水道的腥臭味和各种垃圾散发出的腐败气味。更糟糕的是，伦敦的下水道系统瘫痪了！

伦敦时报

1857年8月4日

一份了不起的工作

今天我们给各位带来的是对真正的伦敦淘金者的独家访问，他就是伯特·斯麦利。伯特的工作从不会使人忌妒，他的工作是爬进下水道，寻找偶然从厕所冲下去的值钱货。

运气好的时候，伯特能打捞到硬币、破布片和烂骨头。

他说："这个工作挺不错，

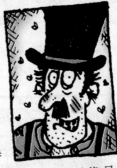

有钱挣，不过也很危险。"我问他："是什么样的危险？"伯特说："那些下水道简直就像是恶魔，经常从头顶上掉下些碎块砸到你身上，而且事先一点儿迹象也没有，你说不定会被活埋在里头。另外一些地方又

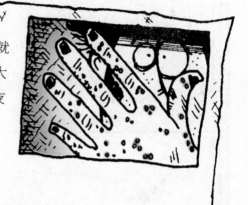

有深陷的水坑，稍不留神就会陷进烂泥中。里面甚至有大得跟猫一样的老鼠。到了夜里，它们从下水道中蹿进屋。大家都听说过它们咬小婴儿，我的几个同事甚至也受到过它们的攻击。我们都曾经看到它们的骨架，实在太恐怖了。想一想，说不定哪一天它咬的可能就会是我。""别胡说了！"我大笑着说，"说点儿别的吧！"于是伯特举起了一只手，上面布满了一道道白色的疤痕——都是老鼠咬的，天哪！

编者按：我们《伦敦时报》认为，对这样不体面的事应该采取措施了。伦敦必须更换新的排水管道。官员们必须共同行动，并为此投入资金。这类事情让人恶心，我们确信这里面有真正的腐败。

最后，下水道终于支持不住了，引起了"大恶臭"。每个人都能记起那种最可怕的气味。在1858年炎热的夏天里，排水系统淤塞的泰晤士河散发出一股股恶臭，很多人因此得了病。人们怨声载道，终于迫使官员们采取了措施。由于情况紧急，政府同意马上投资兴建一个新的地下排水系统。

壮观的下水道

终于，总长209千米的新下水道建成了！它的主体部分依山而下，把伦敦的废水排走，这个排水系统现在仍在使用着。如今，大城市里的地下排水系统已经司空见惯，但是在19世纪，却被认为是惊人的创举，吸引了不少参观者。你能想像出它是什么样子吗？

度过一个与众不同的假日

下水道里的亲身体验

物有所值——绝不会让你白掏腰包

这是一个激动人心的、独特的放大示意图，说明这个绝妙的排水系统是怎样处理洗衣服的脏水、厕所里的污物以及雨水的。

叹为观止

从下水道流出来的各种脏水，经过过滤，把大的物体分出来，留下进行处理。

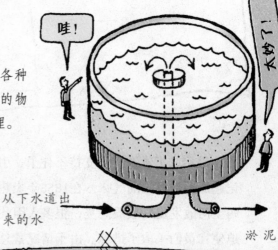

哇！

太妙了！

从下水道出来的水

淤泥

惊奇不已

你可以看到：留在水箱中的废物大部分会被饥饿的细菌吃掉。否则，我们用有毒的氯气杀死它们。

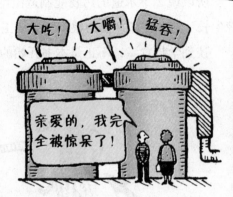

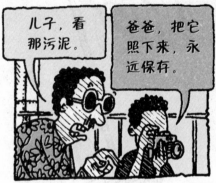

屏息细看

污泥和脏物要留在那儿，让细菌们饱餐好几个星期。

毫不浪费

在这个脏兮兮的处理过程中产生一种有臭味的气体，这种气体可以用作排水系统的能源，甚至可以用来做街边气灯的燃料。有臭味的淤泥风干后都能当作肥料。

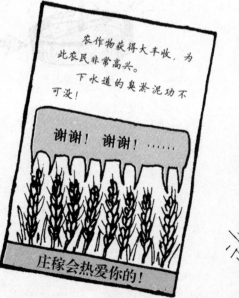

149

　　所以说，下水道的污物能制造出绝好的"食品"！因为它适于庄稼生长。这些庄稼产出的粮食经过加工后，进入学校食堂。

　　谈到学校食堂，不正是本书开始的地方吗？　大循环！！！

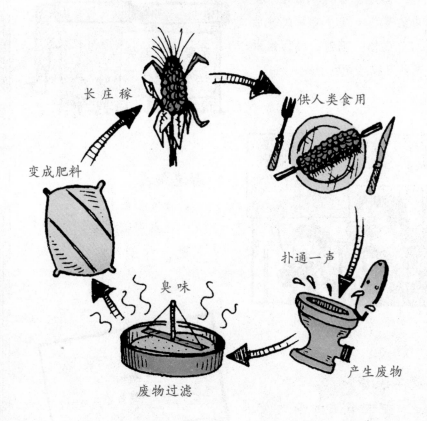

长庄稼

供人类食用

变成肥料

扑通一声

臭味

产生废物

废物过滤

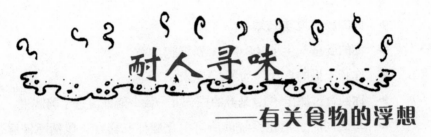

耐人寻味
——有关食物的浮想

食物真好！我们脑子里想它，与人谈它，甚至连做梦都梦见它。当食物盛在盘子里摆上桌子时，我们还喜欢在享用之前摆弄摆弄它。不过更精彩的事发生在我们的身体内。

如果你的消化系统是一台机器，那么它是所有已发明的机器中最神奇、最不可思议的。每一天它都有条不紊地把你吃的东西进行分类，挑出对你身体有用的成分，抛弃没用的。

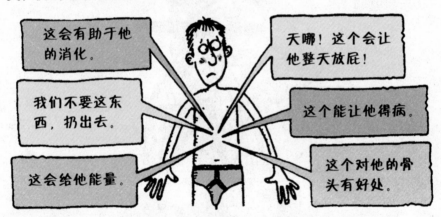

当你一直忙着看电视、坐在教室里上课或与朋友们谈天时，你的肠子却正在静静地进行着这项重要的工作（除了偶尔发出咕噜声外）。它们几乎从不发脾气。噢，当然它们也会偶尔让你呕吐，但是在有充分理由的时候，它们才这样做。

从本章开头读到现在，你用了多长时间？大约是1分钟吧。在这1分钟内，你的肚子都做了些什么呢？好了，请做好准备，看看如下的惊人事实！

151

在1分钟之内：

▶　你的肠子搅动3 次。

▶　你的肠壁产生了500 000个新细胞。

▶　你肠子里的食物移动了2.5厘米。

▶　你的肾过滤出了1.4毫升的尿，并一滴一滴地流进了膀胱里。

▶　与此同时，消化系统的所有消化腺体和器官（包括唾液腺、胃、肝和胰腺）都在乐不可支地喷射着至关重要的消化液和各种酶。

消化就这样一天24小时地进行着，从不间断，即使在你睡觉的时候，在你上科学课的时候，甚至在你根本没有想到食物的时候，也从未停止过。你不能不承认，这是多么富有魅力的"恶心事儿"啊！

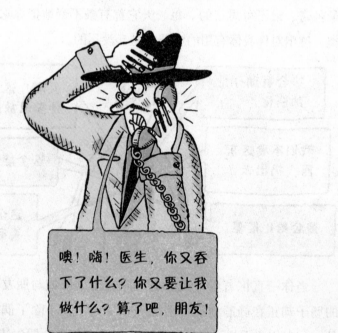

噢！嗨！医生，你又吞下了什么？你又要让我做什么？算了吧，朋友！

疯狂测试

肚子里的恶心事儿

赶快测试一下，你是否是对

恶心的消化系统了如指掌的专家吧！

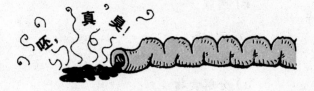

你消化得了吗?

你的消化系统可以像排水管一样发出咕嘟咕嘟的声音,并且能够产生比9级大风还要强劲的风力,这实在是生物学上的一个奇迹。

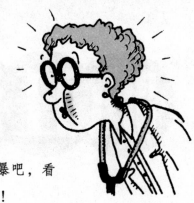

下面,我们来个头脑风暴吧,看看你对学过的知识掌握了多少!

1. 肚子里咕咕作响时,用医学术语怎样表述?

a)打嗝

b)肠鸣

c)反刍

2. 身体的哪两个部位是造血的?

a)肝

b)胃

c)骨髓

d)肠子

e)脾

f)胰腺

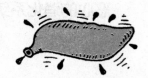

3. 阑尾的功能是什么?

a)分解食物

b)杀死肠道里的细菌

c)什么也不做

4. 人一生中要吃多少食物?

a) 10吨

b) 30吨

c) 100吨

5. 缺乏维生素C可导致一种疾病，使你呼出难闻的口气、眼球充血、牙龈肿胀，甚至能夺走生命。它是什么?

a) 坏血病

b) 软骨病

c) 绿猴病

1. b)；2. c)和e)；3. c)；4. b)；5. a)。

深思

消化系统是够恶心的，可关于消化的知识你记住了多少呢? 请在各题的备选答案中选择一个正确的填在横线处。

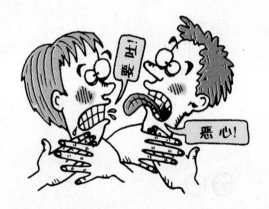

1. 一些种类的_____寄居在人类的肠道中。

a) 蠕虫

b) 蜘蛛

c) 蜗牛

2. 如果你捏着鼻子吃东西，将很_____尝到食物的味道。

a）容易

b）困难

c）快速

3. _____能在鼻孔和皮肤里找到，它导致了腹泻、呕吐和肠子抽筋等现象的发生。

a）葡萄球菌

b）李斯特菌

c）沙门氏菌

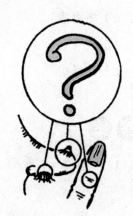

4. 人类的肠子有_____长。

a）9米

b）15米

c）5米

5. 中世纪的医生通过观察_____找到疾病发生的原因。

a）唾液

b）血液

c）尿液

1. a）；2. b）；3. a）；4. a）；5. c）。

"经典科学" 系列（26册）

肚子里的恶心事儿
丑陋的虫子
显微镜下的怪物
动物惊奇
植物的咒语
臭屁的大脑
神奇的肢体碎片
身体使用手册
杀人疾病全记录
进化之谜
时间揭秘
触电惊魂
力的惊险故事
声音的魔力
神秘莫测的光
能量怪物
化学也疯狂
受苦受难的科学家
改变世界的科学实验
魔鬼头脑训练营
"末日"来临
鏖战飞行
目瞪口呆话发明
动物的狩猎绝招
恐怖的实验
致命毒药

"经典数学" 系列（12册）

要命的数学
特别要命的数学
绝望的分数
你真的会＋－×÷吗
数字——破解万物的钥匙
逃不出的怪圈——圆和其他图形
寻找你的幸运星——概率的秘密
测来测去——长度、面积和体积
数学头脑训练营
玩转几何
代数任我行
超级公式

"科学新知" 系列（17册）

破案术大全
墓室里的秘密
密码全攻略
外星人的疯狂旅行
魔术全揭秘
超级建筑
超能电脑
电影特技魔法秀
街上流行机器人
美妙的电影
我为音乐狂
巧克力秘闻
神奇的互联网
太空旅行记
消逝的恐龙
艺术家的魔法秀
不为人知的奥运故事

"自然探秘" 系列（12册）

惊险南北极
地震了！快跑！
发威的火山
愤怒的河流
绝顶探险
杀人风暴
死亡沙漠
无情的海洋
雨林深处
勇敢者大冒险
鬼怪之湖
荒野之岛

"体验课堂" 系列（4册）

体验丛林
体验沙漠
体验鲨鱼
体验宇宙

"中国特辑" 系列（1册）

谁来拯救地球